水　长　东

——一名医生行医生涯的感悟

李惠薪　编著

北京大学医学出版社

SHUI CHANG DONG——YIMING YISHENG

XINGYI SHENGYA DE GANWU

图书在版编目（CIP）数据

水长东——一名医生行医生涯的感悟/李惠薪编著

. —北京：北京大学医学出版社，2017.3

ISBN 978-7-5659-1519-2

Ⅰ.①水… Ⅱ.①李… Ⅲ.① 医学—文集 Ⅳ.
①R-53

中国版本图书馆 CIP 数据核字（2016）第 284336 号

水长东——一名医生行医生涯的感悟

编　　著：李惠薪
出版发行：北京大学医学出版社
地　　址：(100191) 北京市海淀区学院路 38 号　北京大学医学部院内
电　　话：发行部 010-82802230；图书邮购 010-82802495
网　　址：http://www.pumpress.com.cn
E - mail：booksale@bjmu.edu.cn
印　　刷：中煤（北京）印务有限公司
经　　销：新华书店
责任编辑：高　瑾　武翔靓　责任校对：金彤文　责任印制：李啸
开　　本：889mm×1194mm　1/32　印张：8　字数：185 千字
版　　次：2017 年 3 月第 1 版　2017 年 3 月第 1 次印刷
书　　号：ISBN 978-7-5659-1519-2
定　　价：30.00 元
版权所有，违者必究
（凡属质量问题请与本社发行部联系退换）

本书由
北京大学医学科学出版基金
资助出版

前言

　　医生与作家是两种截然不同的职业，若让我同时从事两者，我会力不从心，甚至有时处理两者主次关系，都会觉得棘手。所要解决的最大矛盾就是两者都需要时间，因此有所取舍是必然的。我热爱写作要早于行医，开始于我还是一个懵懂的少女时。对写作的执著就像在自己的心灵深处种下了一颗种子，多年来，我仍用自己的心血浇灌着它，不曾放弃。不过，在张天翼前辈的指点下，我还是选择把医生作为本行——即便曾受邀到某作家协会当个脱产作家，我也拒绝了。在几十年的临床实践中，我对这个行当同样产生了感情。医生的职责是维护人的健康、乃至维系人的生命。而在人才济济的教学医院，除了值好医生的夜班、节假日班以外，我还需要应对各种各样的笔试、实际演练的测试，争取符合各层级晋升的要求，难有闲暇……但至今我也没有后悔过当初的抉择。我坚信对行医和写作的热爱，能赋予我克服一切困难的力量。

　　改革开放后，医药卫生界的变化成了国民街头巷尾、茶余饭后热议的话题，也是社会舆论的焦点之一。庆幸的是数十年来，我工作在医疗界这片沃土之中，有取之不尽、用之不竭的写作素材。平日里看到的、听到的、体会到的，会令我产生想把它们写成故事的冲动，而且我希望更多的人与我分享这些感悟。为此，我多采用散文、随笔、短篇小说等相对"短平快"的形式，将它们记录下来，于是这本文集就形成了。我有一本已经出版的文集，名为《冰底水》（厦门大学出版社，2010）。之所以两本文集的书名都用"水"字，是因为在我数十年人生的体验中，感受最深刻的就是人生恰似水流一样短暂易逝。我想，这本书的出版不应该是我写作生涯的谢幕，我还会继续写下去，也许会有第三本、第四本……

虽然现在已是耄耋之年，但我过得十分平顺、充实、满足。常言道"知足者常乐"！我会随着水流踏歌而去……

李惠薪
于北京

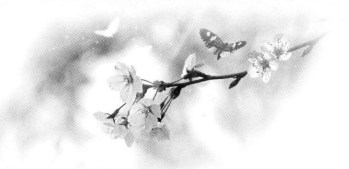

目　录

第一篇　医事

目

录

目

录

第一篇

医事

医学是交谈的艺术

人们常讲医学是交谈的艺术，这不无道理。首先，无论是看门诊的患者，还是住病房的患者，都珍惜与医生的见面并渴望与医生交谈。其次，对于医生来讲，初次接触患者，就要在短短的几分钟内（普通门诊时间更为受限），为患者做出正确的诊断，这是需要集中精力、仔细思考、认真对待的。作为医生，不管自己心中有多么着急，都要循循善诱地让患者将讲话的核心集中在要看的病上，收集自己诊断、治疗疾病所需的必要信息，否则会难以对病情快速形成判断，对症下药也就无从谈起了。

临床诊疗现状信手拈来。我记得有位眼科专家，一上午看 50个患者，平均每个患者不足 2 分钟的诊疗时间。但是，医生不是电脑录入员，仅敲敲键盘是不行的，他还需要与患者沟通。设想 1 分钟左右，两者如何进行交流？交谈的艺术分明被迫变成了快节奏的问答。如此一来，就有了欲打破传统的医学模式、"看病不看人"的趋势。医学中人文精神的被迫淡化，甚至是消失，是一个十分危险的信号。生病的人决不同于流水线上的产品，即便是同一种病，发生在不同的人身上，甚至同一人在生命的不同阶段，临床表现都是各异的。令人颇感惊诧的是，新闻媒体还用"医生与时间进行博弈"这种"艺术化"的修辞处理，对医生的这种做法进行表彰。唉，不知这种"少数派"是想将社会舆论引向何方。

住院患者与医生接触的机会要多些，因为医生至少一早一晚都要到病房查房。住院患者常常是有一肚子的话想和医生讲。而医生每人都有自己负责的患者，其中不仅有重症患者，间或还有在抢救的患者。对于一般病情的患者，医生则很难停下脚步去倾听。有些医生进病房也只是走马观花，患者的诉求常常是这耳朵进、那耳朵出，而这样做有时会误了大事情。例子可以顺手拈来。

据说，一年轻产妇曾在医院顺产一子，全家皆大欢喜。要出院时，产妇发现自己的视力锐减，特别是左眼几近失明。急请眼科医生会诊，产妇被诊断为真菌性角膜炎。因为确诊时间晚，治疗较棘手、预后差。其实，患者数天前就向医生反映自己视力的改变，医生忙于危重产妇的抢救而没有将她的诉求放在心上。原来，产妇有很严重的脚气，而她有一个不良习惯，就是经常抠脚后又去揉眼睛，故得了真菌性角膜炎。虽然现今医学分科很细，产科医生有可能解决不了视力变化的问题，但却可以请眼科医生来会诊，也是更尽一份责。尽管这是道听途说的病例，但也挺有警示作用。医生的"漫不经心"往往有客观因素，但患者的新主诉不容易忽视，对交流的艺术最简单的演绎就是表现出医生对患者所说的病情的重视。

笔者有个笨法子，准备一个题名"备忘录"的小本子，将患者的诉求一一记录下来。比如：在冬季时，靠窗的患者觉得十分寒冷，那就要当日解决保暖问题。为什么要如此呢？因为住院患者一旦患上了感冒，后患无穷。心肌梗死恢复期的患者，说3天没有大便了，这是需要高度警惕的危险信号，医生必须当日想方设法地帮助患者排便，不能过夜。否则，患者大便时，用力过猛，会再发生心肌梗死而危及生命……

有时也会发生一些令人十分感动的事情。

一位耄耋老人，因肺部感染住在急诊的重症监护治疗病房（ICU）、接受抢救，病情危重。陪同来的中年女人自称是老人的"妻子"，但对患者表现出十分冷漠的态度，难得守在患者的身旁，却热衷于要求医生："他一旦醒了，一定要问清保险柜的密码！"

主治医生虽然很年轻，但她推断老人是有意躲避身边的"抢掠者"。医生在查房时，尽量在他身边停留的时间长些。患者不仅很少讲话，连眼睛都不愿意睁开，但医生从他的身上看见了自己已过世的祖父的影子。从她内心来讲，她希望能够挽留住他。她在他耳边低语：

"情况在向好的方向发展！"

"再努一把力，就可以迈过这个坎儿！"

她会用自己的手去抚摸他那曾被静脉穿刺针刺破的青一块、紫一块的皮肤。隆起的血管就像蚯蚓一样，弯弯曲曲地趴在手臂上。这种肢体接触传达的关爱，远远胜过了千言万语。

一次，在他们单独相处时，老人要来了笔和纸，写下了一连串的数字。他低声地告诉她，这是开保险箱的密码，他还写出了女儿的电话。原来女儿在国外，万一自己遭遇不测，好让女儿知道。结果，女儿闻讯赶了回来，精心照顾病重的父亲，直至痊愈出院。这是皆大欢喜的事情。

古希腊的名医希波克拉底所说的"医术是一切技术中最美、最高尚的！"，在现实中又一次得到了验证！

药物与语言

这个命题看起来有些古怪，药物与语言是风马牛不相及的两个事物，怎么能连在一起呢？但你是否听说过古希腊的医生希波克拉底讲过的一段话："医生有两种东西可以治病，一种是语言，另一种是药物"？这是对这一命题的最好的诠释了。

医生与患者接触的时间不长，尤其是在门诊，也就是几分钟，而语言是双方交流的主要方式，医生不可能不与患者进行语言上的沟通。有时由于医生一时疏忽，刚一开口，就如同引爆了炸药一样，诊室气氛立即"硝烟"密布。非常典型的例子是，医生误将患者的名字念错了——

"X家尤"，叫成了"X家犬"。

这是位耄耋之年的老者，听罢立即怒发冲冠，而他患的是高血压病，显然暴怒对他的病是个极不良的刺激……尽管事过境迁，但每每想起此事，患者都会怒不可遏，这自然对他服用的降血压药物的疗效会有负面的影响。如此一来显然不能为患者治病，而分明是给添了病！医生呢，也会觉得十分委屈，仅仅念错了一个字，至于吗！但医生这一着棋下去，就落得个满盘皆输。但也有与这种情况形成鲜明对照的情况，有的患者手里拿着药方，十分动情地讲："还没有吃药呢，听您这么说，我的病好了一半了！"

当前部分医生把注意力都集中在药物上，而忽略了沟通，显然这样做对患者的治疗是不够全面的。医生在接触患者时，既要有耐心，也要懂沟通技巧。很多患者不能简单扼要地讲清自己的诉求，特别是对于文化低、上了年纪的患者，医生更要认真地倾听，尽量让患者将话说完。如果对方在反复地赘述或讲与疾病无关的话题，要礼貌、婉转、巧妙地将话题岔开，引导到正题上来。不要粗暴地打断甚至训斥，因为如果那么做会让他们不知所措，以至于使其情绪激动，中断了求诊。临床上发生的一些医源性的心理疾病，有些可能是由于医生讲话不当引起的。例如对罹患癌症者，医生首次确诊时尽量不和患者面对面地直率地谈论病情，善意的谎言是首先的选择，让患者有个接受的过程，以免过度应激无法配合后续治疗。

现在人们的医疗知识逐渐丰富起来，自我保护意识也在增强，且有不少久病成"医"的患者，在诊病的过程中，会提出许多令医生难以招架的问题。此时，一定要耐心地去倾听，认真地予以解答，谈话时要以诚相待。

笔者曾在门诊看过一位肺间质纤维化的患者，各种临床资料显示病程已经进入晚期，肺功能极差。当时他正在服用激素，由呼吸科医生来判断，对此患者的诊断及治疗，没有更新的建议；此次他来京是因为近期发现了肾的肿物，想咨询就目前的肺部状态是否可以接受肾的手术。我认为如果没有肺间质纤维化晚期的病，当然是尽快手术。可现实情况下，要立即做出决定，确实棘手。如果从保护自己的立场考虑，我可以客观地分析手术的利弊；病变长在患者的身上，做不做手术由他自己决定。日后若病情恶化，我也不会落埋怨，"球"又"踢"回患者的脚边。但当我看到他那指甲青紫的右手，在不安地揉搓着一张飞机票时，我的心战栗了——他冒着风险坐飞机，特意从外地赶来北京，凌晨4点到医院排队挂了第 1 号。我不能无动于衷，应该受到保护的是他而不是我。如果我将"球""踢"了出去，那就是推卸了医生的责任。

我诚恳地对他说："如果我是你，我选择不做手术。因为你的肺功能差，长期间断服用激素，现在仍在服用，这样对于术中抗感染、止血、愈合都有负面的影响；你的肺无法承受肾肿物切除对身体造成的负荷。"我又建议他再去泌尿外科，听听那里医生的意见，他听罢连连言谢……

当他离开后，我发现那张被揉皱了的飞机票落在了诊桌上。刹那间，我心里充满了愧疚——自己做医生并不能为他从根本上解除痛苦……回想起他那沙哑的断断续续的道谢声，更觉得惭愧不安。

根据自己多年临床工作的亲身体会，我觉得医生不必巧舌如簧，也不需要侃侃而谈的口才。只要怀有耐心、爱心、细心、诚心和责任心，去对待每位患者，做到坦诚相待、将心比心，也就践行了希波克拉底的古训。

请护士多到床边来

住过院的患者都有共同的心愿："请护士多到床边来"，因为他们在病房里看见护士的机会是屈指可数的，特别是年老体弱者体会更为深切。当然，住院的都是疾病缠身的人，但也存在轻重缓急。重症患者可住进 ICU，那里有一整套急救设备和完善的急救措施，而相较之下，对在普通病房的年老体弱者，护理力度就弱多了。患者对于增加护士到病房巡视频次的愿望是迫切的，毕竟患者成天在"守空床"，想得到更多专业的关护。但如今护士工作负荷日趋繁重，与患者互动的部分往往只集中于执行与诊疗相关医嘱的过程里：打针、发药、输液。护士的身影常常出现在护士站的电脑旁，而患者的陪护则需要由家人承担或雇用护工。

近年来，"护工"这一职业，在医院内应运而生。这一职业的性质在我看来与家里的保姆相当，只不过服务地点在医院内。服务内容以照顾患者的起居饮食为中心。护工大多数都来自农村，文化程度低，虽有大约一周左右的短期培训，但是想让他们通过这么简易的培训课程就能胜任日常的护理，实际上是十分困难的。而且现实是护工多来自农村家庭，人员流动性很大，主要因为一遇到农忙和灾情等，就会出现立马离岗、返乡的窘境。

患者日常生活的护理内容有协助饮食、排泄、擦身、洗头……可谓事无巨细。不过，有些护理内容不宜由护工包揽，比如记录出入量。据说，曾有一位肺部感染同时患糖尿病的老人，住院期间经静脉滴注的抗生素中加放了胰岛素。一天晚上，患者几乎未进食，管床护士在记录出入量时，从护工口中获悉这一信息，及时反映给主管医生，从而避免了一次医源性低血糖。

护工工作的条款中，虽然有帮助患者解大、小便的内容，但灌肠的任务则不能由他们执行。由于不清楚人体组织器官的结构，护工不能将肛管准确无误地插入患者的肛门中，可能导致皮肤黏膜的严重破损、增加患者的痛苦。

此外，护工要陪送患者去做各种检查。这绝不同于推着行动不便者去户外活动，每位患者都有相对特殊的疾病和需要注意的事项，而对于缺乏医学知识的护工来说，对每位患者陪送到位将是一种不近情理的苛求。一位肝硬化的患者，血小板计数极低，同时伴有脑部疾病，随时会因为碰撞而引起出血。护工推他去做磁共振成像（MRI）检查，却驻足在检查室门外。患者无人搀扶，自己上检查床，万一从检查床上摔下来……这太令人担心了！

护理意为抚育、扶助、保护、照顾幼小、病患及伤残者。它是一种助人的活动，帮助受护对象尽早恢复健康的状态。护理亦是一个过程，是护士与服务对象互动的过程。而护理实践的三大类工作：日常生活护理、诊疗时的护理和教育活动，倘若仅剩下诊疗时的护理，是差强人意的，也违背了护理的初衷。

再谈谈护工管理，护工工作章程上写着：一对一的服务，"全天"在患者身旁陪伴。请注意，全天24小时！这样的安排是否合理呢？保姆在雇主家还有一定的休息时间和属于自己的床位。在院内很难为护工安排休息的地方。若患者住院时间短，护工咬咬牙还能连轴儿干下去，如果以月计算，恐怕"铁人"也得被搞垮了。

护工这一医疗服务岗位的职能范围需要认真考虑、全面权衡，从人性化角度着眼，日常护理由护工全权代劳是容易事与愿违的。因为以目前护工的素质水平，要担负起护士的日常护理任务，在业务技术方面显然是不能胜任的。

当务之急，是增加病房中的护士的配备。以三级甲等医院为例，病床与护士的比例现已达到1∶0.4，但真正完成对护士的三大业务要求，则需1∶0.8甚至护士占比更高。此外，培养多层次的护士迫在眉睫，以便在病房内开展更丰富的日常护理工作。

午夜，心狂跳……

在熟睡中，竟被狂跳的心脏撞击胸壁的剧烈震动惊醒了。不仅仅是前胸，紧贴木质床板的背部，也有了速度快而沉重的敲击感，无法再静躺在床上。看了看表，3点10分。

心激烈地蹦跳，似乎要蹿出了嗓子眼儿了，脉搏跳得不仅不规则，且十分细弱。用听诊器才听出心跳快速，近160次/分，节律不整，强弱不一，而且脉短绌，脉率仅73次/分，这是我在教医学生物理诊断时讲的心房颤动的三大特点。我当时的意识很清醒，这是突发的心房颤动。应该讲没有任何的诱发因素，我是在熟睡中，因心跳的骤然增速而警醒的。

年轻时我的心率维持在60次/分左右，但在20世纪70年代初，连续两年进藏，特别是第二次，刚下飞机，就发生了严重的高原反应——急性肺水肿，心率下降至50次/分以下，最低达到38次/分，但平均维持在40～50次/分。我并没有任何的不适。有人建议我安装起搏器，被我一口回绝了。

这一回，心率在短时间内猛增加了近3倍，实在难以适应，似乎全身都随着心脏的跳动而战栗。家中没有备用的心脏病药物，我只服了一片安定。推想镇静药物会对心动过速有帮助，尽管我并不紧张，更说不上害怕。

其实最让我放心不下的是，今天上午我要出专家门诊，怕因心脏病耽搁了。自国家施行双休日制度以来，我就选定了每周六上午值班。平日里门诊就像前门大栅栏一样，喧闹、嘈杂、拥挤，有时甚至达到水泄不通的程度。周末来看病的人，相对会少些，而且仅看 10 个人。有些老病号，会很早就来排队，说不定现在就起床了，或者已经动身了呢！想到这些难免就有些焦虑……我采用了双侧重压眼球、强力按压颈动脉窦等办法……虽然知道这些方法应该是对室上性心动过速有效，但还是想试一试……"有病乱投医"嘛！别说，心率竟下降至低于 120 次/分，当然也不排除是心脏自动调节的，而心律依然不齐。

平日上班较早，而且是步行。今天一反常态，搭乘了公交车，为的是先到急诊，让值班医生给予诊治。不料，急诊医生正在抢救一名肝硬化并发消化道出血的患者。抢救室的门口围拥着很多人，七嘴八舌地流露出极端不满的情绪。年轻的住院医生边全力施救，边打电话请二线的大夫来救急。唉，想想近来医患关系的紧张程度，燃点之低，时不时令人瞠目，仿佛只要一颗小小的火星，就可以引燃熊熊烈火。我自知帮不上忙，想着就不要再添乱了，何况我这病还不至于危及生命，我还是先离开急诊为好。

原想去挂号室了解自己今日门诊号挂出的情况，心想要是还没有挂满，最好停止再放号。谁料大厅里人满为患，排成螺丝转儿似的人群，里三层外三层地排着队，根本找不到头儿。再加上此时我正心慌，全身发软，两腿没有力气，无法挤进去，只好只身走到内科门诊。

在候诊大厅里，我看见了几张熟悉的面孔。一个中年男子，患有胸腔积液。他发烧已有近半个月，既往有结核病史，来京打工，经济拮据。我为他提前做了胸腔穿刺，仅做了胸水的常规检查，就按结核性胸膜炎进行了试验治疗。我不能为他进行更多的化验，因为他既没有钱去支付检查费，病情也不容再拖了。他有半个月的时间没有来了，我心里一直惦记着，不知道为他安排的治疗对于他是否适宜呢？结果他今天来了！还有一位胖老太太在我的诊室门口的外面，坐在轮椅上。我一眼认出她是大叶性肺炎的患者，四天前来诊时，在外院曾静脉滴注了一周的抗生素，体温仍波动在 38 ℃。我为她调换了抗生素，但这种药对于她是否有效？有没有副作用？……我不能再犹豫了，这些患者和家人，他们都是天还没亮就起身，有人甚至是从远郊到这里看病。我不能让他们失望而归。

暗下了决心后，我打开衣柜，穿上白大衣，提前半小时走进诊室——这是半个多世纪来养成的习惯。直至下班前，我是不会离开的。忙碌的诊疗工作井然有序地进行着。结核性胸膜炎的试验治疗已显现了效果，男患者的体温已恢复正常，胸水在穿刺后未再增长；老太太在新药滴注后，虽有胃肠反应，但可以忍受，体温也已降至正常。后来又有两位年长患者要求加号，我都满足了他们。当所有的患者都处理完了，我才发现自己的心率不知什么时候已恢复到正常了。

事后，我曾去心血管内科进行了一系列检查，结论正如我事前所料：阵发性心房颤动。唉，用了七十多年的心脏，能没有毛病吗！心血管内科医生告诉我，服药的话，发作可以尽早终止；不服药的情况下，发作有时也可以自行终止；但长期用药并不能预防，且有致命的副作用。有人建议我用导管消融的办法，被我断然拒绝了，因为这违反了我可以接受的治疗的"三原则"：第一，尽量不做创伤性的，特别是手术类的；第二，能口服用药解决就不静脉注射；第三，能门诊处理，就不住院。

回顾此前的病史，自五年前深秋第一次发作以来，对于我来讲，阵发性心房颤动发作并不频繁。由于多次与之"交手"，除了午夜发作可能引起次日工作的搁置之外，我可以坦然地应对独自在家时疾病来袭的一切状况。它依然常在深夜发生，我会记录下时间、心率的变化、服药情况、伴随症状，每次心律都能转为正常。

虽然我细心认真观察过，但似乎并没有找到明显的诱发因素。不过，我有意识地减少了外出的机会，怕有个万一。倘若发作时我在外面，虽然有应对措施，但有可能给他人添麻烦。

阵发性心房颤动除了给患者带来主观上的不适外，其并发症是可能在心内形成栓子、栓塞在重要器官，比如心脏、脑等。但这么严重的并发症是有发生概率的，概率不高，所以阵发性心房颤动并不可怕。我最不希望在晚上发作，尤其是周五；如果发生在此时段，我期盼服药后，能在短时间内恢复正常……总之是别耽搁了周六上午的专家门诊，因为有患者等着我呢！

你不需要做这项检查

她走进诊室，还没有坐稳，就十分坚定地说："我要做肺动脉造影！"

眼前这位"80后"，讲出如此专业的医学术语，令我为之一怔。肺动脉造影是一项非常规的有创伤性的检查，且价格不菲。我迅速翻看了一下她的医疗手册，上面记录了她所到过的多家三级甲等医院的记录，关于诊断并没有统一的意见：气急待诊、呼吸困难原因待查、胸闷待查……确实曾有个别医生建议：做肺动脉造影，排除肺栓塞。

当我看完病历记录，发现她正焦虑地盯着我。她是时下典型的白领丽人，隽秀的面容、飘逸的长发、得体的着装，但却显得颓唐、萎靡，显然处于亚健康状态。

"你能讲出现在是什么问题在困扰着你，是从什么时候开始的？有诱因吗？手册上写得太简单了……"

"我能做肺动脉造影吗？"她不耐烦地打断了我。

"肺动脉造影并非像血、尿、便常规那样临床常做的检查！这是一个有创伤性的检查，有一定的风险，我开具这个检查单必须是在患者具有明确适应证的前提下。你是不是适合，我现在并不了解，因此你要尽可能详细地将自己的病情告诉我，我最后才能做出判断！"

"……近来常有透不出气来的感觉，有时需要深呼吸……没有人的时候，可能还会大声地喊出来，这样会觉得舒服些。胸闷痛，部位不固定……"她说得十分杂乱，毫无逻辑，与她的外貌、气质、学识很不匹配。

"有多长时间了？"我按着自己的想法引导她。

"半年。"

"有什么诱因吗？"

她沉默了良久，十分不情愿地说："从离开电脑公司吧，公司在裁员！"

"这样你可以不用长期伏案，面对电脑了。"

"不，那就更离不开了，要在网上寻找工作呀！在电脑前坐的时间还要更长，还要制作简历，有时候还要走出去面试……"

我认真地倾听着……

"找一份自己需要的工作，不是一件容易的事。"她长长地吁了一口气，流露出满脸的无奈。

我又详细地了解了她的饮食、睡眠情况，特别询问她在睡眠时有无突发呼吸困难而憋醒的情况。

她立即作了回答："没有，但我入睡很困难，有时会因为做噩梦而惊醒。"

我为她做了认真、详细的体检。

门外候诊的患者，曾多次推开诊室的门——这是无声地提醒我"请抓紧时间"。

"你在网上查到了有关肺栓塞的资料？"我问。

"看到了！"她承认。

"隔行如隔山。你没有掌握诊断肺栓塞的基本要素，你只是看到了表象，仅有个别症状相似，就'对号入座'，要知道单单有呼吸困难、气促是不足以诊断的。通过你讲的病史、体检，还有以前医生们为你做的多项检查，我不考虑你是肺栓塞，因此你不需要做肺动脉造影。现在摆在你面前的最现实的问题，是找一份需要你的工作，而不是你需要的工作。你还年轻，有机会多体验一下社会上的各种职业，这是宝贵的人生经验的积累，对你来讲并非是坏事！请记住，不仅贫穷是财富，挫折也可以算是财富。"

她微皱眉头，全神贯注地凝视着我……最终听取了我的建议。

如果我是你

当今医学技术正突飞猛进、日新月异地发展着，信息的传递又以多种传媒载体，像奔涌而来的潮水似的，铺天盖地向人们袭来，想不闻不问都很困难。患者进入诊室前，脑海里早已灌满了各种渠道的消息，常常使自己在无形之中，对疾病的看法形成了一种固定的思维模式，此时医生要想改变着实要费些气力。

若患者主诉是打喷嚏、流清鼻涕、咽痛、轻微咳嗽、低热，医生会考虑是典型的上呼吸道感染。门诊遇上这类病例，大多数患者都要求输液或服用抗生素。我知道的是，若仅仅是上呼吸道感染，用不着使用抗生素，更不需要输液。我需要花很长时间对患者进行说明、解释。

"用药的原则是口服为首选，必要时再输液。抗生素不能滥用，正如好钢要用在刀刃上一样；一旦滥用，后患无穷！"不仅要苦口婆心地讲解，最后常常还会推心置腹地说："如果我是你，我就会这样做！"有时患者听了此言，不好再驳医生面子，将信将疑地接受了我的治疗方案。我希望在临床上，尽量形成这样的共识：不要轻易开放静脉；不要滥用抗生素。虽然凭此规劝患者费时又费力，但从长远考虑，这样做是值得的。

如今"看病贵"已经成为社会上热议的焦点话题之一。但"始作俑者"也许是当今人们的消费观念：在他们的头脑中，只有最贵的才是最好的——这是拜金的价值观在作怪！

第一篇·医事

近年来，社会上出现了许多专业体检单位，体检报告中常会出现"肺部异常"的结论，及"建议去综合医院进一步检查"的字样。拿到体检报告的患者常常是愁容不展地出现在诊室中，脱口而出的第一句话，几乎都是："我需要做肺部的CT检查！"我不单单看报告中所写的简单的描述，还要求患者出示体检时拍的胸片。如果携带胸片，我会认真看过，提出我的看法，实在不能下结论的，我会请放射科的专家再会诊。而实际上，往往体检仅做透视，无胸片记录，也有未将胸片交予患者的。大多数这类情形下我会建议患者仅再拍照一次胸片："现在采用数码技术拍照，清晰度高，且立等可取。如果采用CT，不仅费用高，且需要接受数百倍的射线，等结果的时间长——需要预约再拍照、等结果，大约10天左右。如果我是你，我就拍胸片！"

事实证明，几乎95％以上的患者的胸片是正常的，有问题的是极少数。概括起来，之所以出现这样的结果，不外乎是投照技术差异以及放射科医生看X线片的水平有待提高。由于胸片结果是立等可取，不仅花钱少，还用最短的时间，消除了患者的思想压力。来诊者通常是非常满意这样的处理结果的，往往是紧锁眉头走进来、满面笑容走出去。

做了数十年的临床医生，有时也会感到惆怅、郁闷、内疚、痛苦甚至是自责，那就是面对患者们的绝症、自己束手无策时。毕竟，医学有时只能局限地、部分地干预、解决和医治，与妙手回春有着很大的距离！由于专业的关系，我常常接触晚期肺癌的患者，会感到束手无策。患者热切求生的渴望，家属痛不欲生的哀愁，从那一双双强忍着痛楚的、饱含着泪水的双眼中流露出来。我会分头劝慰患者及家属，对患者说："目前的病情及身体情况，都不适宜采用过于激烈的治疗方法，比如化疗、放疗、手术。"对家属则讲："如果我是你，至少支持他选择保守治疗。如果放弃治疗，患者会有更大的精神压力，你们总是应该给予他生的希望。"

当我们坐在诊桌前时，双方不是演员与观众，之间也并没有横亘着一个不可逾越的舞台，而是面对着一个共同要解决的问题，每每要从他们的角度来进行思考——"如果我是你……"，这样无形拉近了医患间的距离。

你可以读博

家属代患者咨询的情况，在门诊常常会碰到。她，一个中年知识女性，神情显得格外焦虑不安，有一种刻不容缓的紧迫，话语都是断续的。

"……我带来了他的胸片……您看，他有肺结核吗？他能上学吗？"

我将胸片放在看片灯上，发现右上肺有一小片状阴影……X线片上显示患者的年龄为 36 岁。大概我脸上流露出的困惑，让她察觉了。

她急忙说："他是我的先生，今年考取了 XX 大学的博士生。可入学体检发现肺部阴影，校医诊断为肺结核，而且认为有传染性，让他休学一年。他现在还在和学校交涉……"她的声音颤抖了，两眼饱含着泪水。

单单从胸片的小片状阴影，就得出肺结核的诊断且具有传染性、做出必须休学的决定，我认为依据不足。我向她解释说："校方的考虑，我们可以理解，但目前仅靠一张胸片，尚难以下定论，还应该再做一些辅助检查，从多方面结合起来考虑这一问题。"

她匆忙从大书包里掏出了一叠化验单，边掏边说："我们也曾到结核病的专科医院去过，他们开了这些检查……"

我一一看过了，有关艾滋病（AIDS）、梅毒、乙型肝炎（乙肝）、丙型肝炎（丙肝）等多项检查，大约要花近千元的化验费。"这些化验与判断结核病是否活动无直接关系，我看还是围绕有关结核的相关项目进行检查……"最后我提出："我必须要亲眼见到患者。要知道我不单单要为他负责，也要为那些没有见到的学生们负责……"

她痛快地答应了，尽快与先生联系，让他以最快的速度赶到医院。

他来了，气喘吁吁的。虽然天气并不太热，他却是一头汗水。

我非常诚恳地看着他，说："我必须详细地记录病历，包括体检，要有一份较完整的资料。也许今后需要查证的，而这是要我们共同完成的。"

他郑重地点了点头。

我了解了他没有活动性肺结核的中毒症状，例如低热、食欲不振、体重减轻、盗汗、咳嗽……他承认自己时常会感到疲倦。因为没有固定的工作，有时代课、当家教、翻译文章……总是打零工，还要准备考试，所以睡眠比较少。"

我仔细地为他做了体检，开出了有关检查肺结核活动的化验单：红细胞沉降率（ESR）、结核菌素纯蛋白衍生物试验（PPD）、痰查结核菌三次……这些化验结果可以作为旁证，判断是否能做出肺结核的诊断。

离开时，我告诉他，下次来看结果不用挂号。而到了取化验结果的那天，他虽然住得很远，但还是很早来挂了号。各项检查结果都正常，不是活动性肺结核。

我为他写了诊断，并告诉他："你可以读博！如果校方有什么疑虑，我愿意与他们当面商榷。"

义不容辞

清早，当我推开诊室门时，发现一位中年妇女早已坐在诊桌旁了。她急忙站了起来解释说："我是 1 号！我凌晨 3 点就来了……"她焦虑地紧盯着我，问："现在看病吗？"

虽然还没有到开诊时间，但是看着她那浓重的黑眼圈儿、迫不及待的惴惴不安的神情，我点了点头。

"我昨天上午看的肾炎门诊……"她忙去翻看放在诊桌上的自己的诊疗手册。"您看，尿检查正常，医生说我两腿水肿是得了肺心病。因为我有哮喘，医生让我看呼吸科。我这一天都跟丢了魂儿似的，才 50 岁出头的人，怎么得了心脏病……"

诊疗手册上的记录很简单，但诊断为肺源性心脏病（肺心病）。我详细地询问了病史，患者主诉是近一个月来，双下肢水肿，既往相关病史是右下肢因静脉曲张曾做过手术。有哮喘史已两三年，但发作并不频繁。近日有气促、心慌等症状。我认真为她做了全身的体检：两肺未闻及干、湿啰音，心脏不大，心律齐、心率 72 次/分、无杂音。腹部：肝不大，脾不大，下肢可凹性水肿，右侧重于左侧。

我郑重地告诉患者："通过你讲的病史和体检的结果，我认为你没有肺心病！"

她的面部表情十分复杂，将信将疑地追问："那我的腿为什么水肿呢？"

"这可能与你的经期紊乱、内分泌失调有关……建议你去看看中医，进行全身性的调理"。

"肾病的大夫说我有哮喘病呀！"她脸上的疑云依旧没有散尽。

"是的，你是哮喘患者，但并非得了哮喘病后都会发展成肺心病，那多见于少数发病时间长而且频繁的患者。你的病史仅有两三年，也不经常发作，不会影响到心脏。"

"我是不是还需要再做一些检查，比如拍片子、超声？"

"你连心电图都不需要做！"我斩钉截铁地说。

当她起身向门外走去时，腰板儿挺得很直，个子仿佛也长高了。她突然松开了拉着门把的手，又转过身来，非常诚恳地说："太谢谢您了，您为我摘掉了'心脏病'这顶大帽子！"

她走了，但这件事留在我脑子里的印象却挥之不去。我总觉得事情到此并未画上句号。患者虽然摘掉了心脏病的"帽子"，而为她戴上"帽子"的医生对于后续发生的事情却一无所知。

虽然我离开讲台已经多年了，但现在仍在教学医院中工作，无形的讲台却无处不在。虽说同在一个医院内，但找到这位医生还是颇费了一番周折。起初我讲到这位患者，他印象并不十分深刻。在我再三详细地描述相关的细节后，才终于唤起了他的记忆……由于临床科室间分得过细，他承认自己对肺心病的病因及临床表现，多停留在当学生时所掌握的知识水平，理解不准确，印象也不太深刻。我建议他一定找时间再看看有关这方面的专业书。

我告诉他，不管自己把握多大，诊治过的患者，都应该进行追踪观察，用实践来进行检验，不论是对还是错，重要的是总结分析、验证、充实、丰富自己所掌握的书本知识。临床工作是经验性很强的职业，需要我们认真对待，全身心地投入——因为我们面对的是人！

不管对方是否真正接受我的提醒，但我认为这是我义不容辞的责任。

好钢要用在刀刃上

临床科室与影像科关系十分密切，而与呼吸内科的关系还要加上一个"更"字。来看病的患者，大都要拍片子。诚然，胸片报告在诊断上起着重要的作用。

一位50岁的女患者，两个月来一直干咳，胸片显示双肺门阴影增大，印象结节病一期。发报告的是位知名教授，素有"火眼金睛"的美称。后来他又亲自打电话来，对诊断进行了说明。仅凭一张胸片，诊断即确立。由于是早期，只是对症治疗同时嘱其服用中药，定期复查胸片。半年后，胸片正常，临床症状亦消失。患者的感激之情溢于言表。

现今临床上有X线片被CT、磁共振成像等取代的趋势。其实在20世纪，X线片在疾病诊断中起着重要的作用。那时由于经济条件所限，拍胸片在临床上是被严格控制的。我国放射学领域的开拓者、已故前辈汪绍训教授，由于能准确地一眼辨识胸片中的病变，被称为有双"计算机的眼睛"。一次在院外大会诊的胸片上，相当胃体的位置有一块阴影，与会者大部分怀疑为胃癌，有可能要为患者开腹进行胃大部切除手术。汪教授仔细辨识后，指出此块阴影为肝的左叶，果敢地喊出了"刀下留人"。

汪教授生前曾预言，肺癌将成为危害国人健康的主要疾病之一。那时CT、磁共振成像等先进的检查手段尚未问世。他用了几十年的时间，持之以恒地进行了深入的探索研究，认为X线对于肺癌的诊断，可以发挥关键的作用。胸片不仅可以发现病变、明确诊断，还可以预测病理类型。

现今临床诊断肺癌，首选检查手段是CT。众所周知，CT检查不仅费用昂贵，患者受射线影响也大。当下我国正在开展的医疗改革，倡导的是全民覆盖的医疗保险，而昂贵的检查费若是"遍地开花"，与"低水平、广覆盖"的政策不匹配。笔者认为，不管采用何种检查仪器，首先要具备过硬的技能，否则机器向医生显示出了异常的信号，而医生却视而不见，甚至理解错了，岂不是误了大事。

能在各种X线片中发现蛛丝马迹，最终能得出掷地有声的结论，绝不是一蹴而就的，需要克服浮躁情绪，沉下心来，耐得住坐在看片灯前的寂寞；而且要虚心拜能者为师，不厌其烦地追踪自己曾诊断过的患者。总之，立足点是在培养、练就一双"火眼金睛"，因陋就简、因地制宜，最大限度地发挥人的优势，而不是紧盯尖端、先进、贵重仪器频繁更迭，而进行过度医疗。

节约医疗资源，好钢要用在刀刃上才是关键。

你的要求并不过分！

门诊的工作已接近尾声，一对耄耋之年的老夫妇互相搀扶着、佝偻着身子，走进诊室。他们要求加号，并且说我为他们看过病。虽然我并没有印象，但看着他们颤颤巍巍的弱不禁风的样子，我同意了。

男人拿出近日单位体检时为他拍的胸片，左肺门有一 3cm×5cm 的团块状阴影。他说两年前拍的胸片正常。现在没有呼吸道的症状，但有高血压、冠心病、糖尿病病史。

应该讲仅从胸片就可以有个初步印象，但我建议再做一次 CT。

他们异口同声地问："要打药（造影剂）吗?"

"不"，我十分肯定地说，"只要平扫就可以了。"

夫妇二人很快就同意了。我隐约感到他们之间是心有灵犀一点通的。夫妇俩并没有盘问我关于胸片的诊断意见。

一周后，CT平扫结果出来了，进一步证实了肺癌的诊断，肝也出现了转移灶。

老夫妇十分平静、坦然地围坐在诊桌旁。我向他们谈了对肺部阴影的三种治疗办法：

"手术，由于病变范围大，且靠近肺门，不适合采用；放疗，也不适合，因为病变离心脏太近；化疗，也就是药物治疗……"

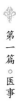

第一篇 · 医事

我注意到老夫妇二人，都轻轻地摇了摇头。

"你的年纪和身体状况都难以承受，而且你现在没有呼吸道的症状，可以到中医医院，请中医为你进行辨证施治……"

他们表示同意。我记得在我们谈话的过程中，从没有提到"肺癌"二字，但我们都是心知肚明的。老夫妇显得十分淡定、从容、平和，其实仔细看来，老太太还是有些紧张的，微抖的双手竟不能将 CT 片顺利地装进塑料口袋中……

他们像来的时候一样，悄无声息地走了。我的内心有一股无法抑制的惆怅，为当了数十年医生的我，对老人的病束手无策，而感到十分内疚。我之所以不建议采取积极的治疗方案，是因为患者已是风烛残年，希望在他有限的生命里，不要承受太大的痛苦和折磨，祝愿他过得安宁、祥和、平静，有尊严地走完所剩不多的时日。

突然，门轻轻地推开了。老夫妇又互相搀扶着走进来。我有些惊讶，不知会有什么事情发生……

两人异口同声地说："谢谢你！"

我觉得受之有愧，立即诚惶诚恐地从座位上站了起来。

老太太抢着说："接到体检结果后，我们想照 CT，曾看了三位大夫。他们看过胸片后，都要求做加强 CT，但考虑到他的身体情况，做增强 CT，还要打药，怕他会有药物反应，我们要求只做平扫，都被拒绝了……"

我诚恳地说："你的要求并不过分，你的想法是有道理的。增强 CT 价格贵，但这并不是关键问题，主要原因是你年纪大，体质弱，加强 CT 需要打药，有可能会发生药物反应，既然你不准备动手术，这项检查对你并不适用……"

为患者选择检查，应该根据他的具体情况，采用最便捷、最安全、最经济的方法。为什么有些医生实际工作中竟给患者制造障碍呢？这值得我们深思。

惴惴不安的三天

开诊不久，女孩的母亲已进来了两次，翻看按顺序摆在诊桌上的一摞病历本。我告诉她："你要在外边等一等。"

"我的女儿是肾移植后，近日咳嗽，能不能提前开化验单！"，她那显得十分焦灼、愁苦、不安的面容，给我留下了很深的印象。由于患者间为了顺序"咬"得很紧，我拒绝了。她再没有提前进来。

女孩走进诊室，父母也同时进来了。一般情况下，诊室内只允许患者有一个家属陪同，但我知道有时可以例外。女孩显得萎靡、面色苍白，戴着口罩，不断地咳嗽。父母看上去只有四十岁左右，但凝重、痛苦的表情，令我觉得十分沉闷。

女孩缄默。母亲代述病情，语速急促。父亲虽没有讲话，嘴唇几次翕动着，似乎也想要说些什么。"肾移植三年了。一周前，嗓子不舒服，痒、痛，近日咳黄痰，不发烧……"

我为女孩进行了检查，她是配合的。咽部充血，肺内无啰音。

母亲着急地问："需要拍胸片吗？"

"不用，肺部无啰音，不发热，只要查血常规就可以了。"

当母亲拿来化验单时，发现白细胞明显增高，中性粒细胞比例增高，可以排除病毒感染。我询问她的药物过敏史。

母亲赶忙说："对二代头孢过敏，有一次静脉滴注后，身上出现了皮疹。"

一听她的话，我停下了开处方的操作。从患者目前的情况来看，头孢类药物应该是首选的。我又详细地了解了关于过敏的情形。她母亲讲此后患者曾用过青霉素静脉滴注，并没有发生任何反应。我还仔细核对了两次用药的时间。这次，我感到开出一张合适的处方是十分艰难的抉择。

父亲问："可以打点滴吗？"

"这不应该是首选！"我毫不犹豫地回答，"为完成静脉滴注而留在院内，对她来讲很容易发生交叉感染。"在较短的时间内做出一个比较理想的决定，着实让我费了一番脑筋。有些药物的疗效好，但她的年龄不能用；有些药物没有过敏的问题，但疗效差。最后我依然采用了头孢类，因为此类药物间没有交叉过敏。我开的头孢克洛，临床应用仅有 1% 的过敏率。我比较详细地向家属告知了我的用药思路，征得了他们的同意。请父母注意她的反应，如有情况随时来急诊，若病情得到控制则三天后复查。

这个患者诊病的时间最长，在他们离开后，我却一直陷入惴惴不安之中。非常担心女孩服药后，有过敏反应，会对她异体移植的肾产生不良的影响，也曾多次在电话中与药学专家进行探讨……无非是想给自己忐忑不安的心寻找一些安慰！

三天后女孩来复诊，精神状态明显好转，血白细胞计数已正常。三天来犹如热锅上蚂蚁的我，顿时像卸掉了身上压着的千斤重担一样。我也曾做过最坏的打算，万一女孩出现了过敏反应，甚至发生了更严重的情况，我是难辞其咎的；不论我有多少服用头孢克洛的理由，我也是感到愧疚的。

事后有朋友劝我，今后遇到这样的情况，还是选用保险的药物为好，不要管它能不能控制患者的感染……他的意见在我这里是不会得到采纳的。三天来我虽惴惴不安，但女孩的病情得到了控制；若日后再患相应的细菌感染，她能多一种用药选择了！

受宠若惊

一位中年妇女看完病后，起身转向我，身子挺得直直的，嘴里喃喃地说："谢谢您！"突然深深地鞠了一躬——这一系列动作几乎是在瞬间完成的。我不知所措，赶忙站起来……她又用双手紧紧地握着我的手，用力摇晃着说："二十多年来，在东北跑遍了大医院，不，连小医院也算上。我这咳嗽、憋气、吐痰的毛病，没有一个大夫，像你这样前胸、后背、上上下下都听遍了，还解释得这样清楚……"

这时我才恍然大悟，随即一种怅然若失的困惑，侵袭着我。她是从东北来京的，带来既往做过的肺功能、CT等检查材料。影像结果显示双下肺有支气管扩张，听诊也验证了这一点：两下肺有多处湿啰音。我将这些结果如实地详细地告诉了她，并且打消了她肺内"长东西"的顾虑，讲了一些有关支气管扩张应该注意的事项。我并没有再开检查单，也没有开药。细想起来我仅做了医生应该做的分内的事情，对于她如此真诚的谢意，感到深深的震撼，但也感到了愧疚。这个患者所讲的并非是个别现象，有时在给其他患者听完前胸的呼吸音后，他们会问：还听后面吗？我往往笑着说"肺是立体的，被'包装'在胸腔中，当然要听背部。"

望、触、叩、听，这是我们在当实习医生时，首先要接受的临床最基本的训练，也是必须掌握的当医生的"ABC"入门。但现今一些医生们却认为它们过于简单、主观而轻视乃至摒弃。一位因肾衰竭而透析的老人，并发胸腔积液，后又有腹部发胀，被怀疑有腹腔积液（腹水）。医生要是申请超声检查，按照通常的工作程序，最短要两天，若有假期间隔则还要更长。其实，诊断有无腹水十分简单，患者只需要按照医生的指令：平躺、右侧卧、左侧卧。医生用手指叩出有无移动性浊音，就能确诊，真可谓举手之劳。明确诊断后，就可以根据患者的情况，采取相应的治疗措施。如果临床仅靠仪器检查才能做出明确诊断，再决定采取相应的措施，用老百姓的话来讲，那"黄花菜早就凉了"。

无独有偶，我的一位老朋友，从外地来京看"腰痛"。他说"腰痛"已有五六年了。在当地跑了大大小小的医院，"没有一个医生认真地检查过我的腰！到底是哪儿痛？"他的脸上既有痛苦的表情，也有几分的无奈。X线片、CT、MRI拍了不少，医生意见不一：有的诊断第三和第四腰椎附近，有血管瘤；有的说是椎管狭窄。后来再一次就诊时发现自己竟然拿错了片子。原来老伴也有腰痛，CT片和报告都是老伴的，而自己的CT并未发现异常。

应该承认当今医学技术迅猛发展，作为年长的医生，我们颇感吃力。说实话，看CT片子，绝不是我的专长。因此，若遇见复杂而难以定论的片子，尤其对于外地远道而来的患者的，我都会建议他们去影像科，请CT室的专科医生会诊，以免延误病情。事后将结果带回来，有助于我诊治时进行参考。但若说"不要找老医生看病，因为他们早已跟不上医学的前沿。"我不能苟同。年老的人接受起新鲜事物，不如年轻人快捷、敏锐，但前人传承下来的宝贵经验，也决不要轻易摒弃；只有将两者结合，取长补短，才能促成医学的繁荣发展！

当务之急

我在电脑上输入刚看完的患者的有关信息、正点击下一个患者的电子叫号时，他早已坐在我的诊桌旁，掏出一大摞检查材料——我都不知道他是何时走进诊室的。患者是位年轻的男性，我再一次核实了他的姓名——习惯这样做的原因是偶有张冠李戴的时候，万一处方、化验单开错了名字，会引起一系列需要更正的连锁反应，操作起来十分繁琐。

他一直忙于规整手中那一堆检查资料。我请他先讲讲此次来诊的目的。他说了咽部、胸、腹、关节的不适……我打断了他。"现在您看的是呼吸科，还是重点说呼吸道的症状！"

谁料他竟然"卡壳"了，半天没有讲话。我试着诱导地问，有无发热、咳嗽、吐痰、憋气……他都摇头，说："就是觉得嗓子不舒服。"他用手捂着脖子。

我检查他的咽部，又请他躺在诊查床上，进行了较详细的全身检查——现今，在门诊通常呼吸科医生只让患者坐位进行胸部听诊即可，其实对于有其他系统症状的患者，我觉得还是多进行一些查体项目为宜。

第一篇 · 医事

查体未发现任何异常后，我对他说"现在要看看您带来的检查材料"。那是一堆杂乱无章地堆放在一起的、破旧的、大小不一的纸张，没有时间顺序，更没有按检查项目（如血、尿、便、X线片报告等）予以分类。他在一旁解释说："300元的号我已挂了三个科：喉科、心血管科、消化科……药买了不少，钱就更甭提了，可就是病没有治好！"

我将他已做过的检查的报告单择要挑了出来，包括电子喉镜、胸部CT、心脏彩超、腹部彩超，还有血常规、全血生化、癌的标志物……这是一套全面铺开的、较全面的先进的检查项目，仅粗略地估算就得花费数千元。我向他解释。"这些检查单中，没有发现异常。"

他十分焦躁地说："那我没有病？"

"不，我没有那样讲，我认为您的重要脏器，比如：心、肺、胃肠等，都没有问题。您有慢性咽炎。"

"那为什么全身会这样不舒服！"他满脸狐疑地嘟嘟囔囔地说。

"这与您刚才讲的睡眠不好有关系。"我又看了他手中已有的多种中、西药处方，为他选出了两种，没有再为他开药。建议他每天饭后用盐水漱口，饮料可用菊花茶或胖大海，要少吃有刺激性的食物，比如辣椒。

"醋能吃吗？"

"少用为好，葱、蒜也要少吃。"我把捋顺了的化验单交给他，叮嘱说："这是以时间顺序排列、分好类的化验单，不要再搞乱了。这是你自己花钱买的医疗档案，要保存好。以后看病时会有参考意义。"

他顺手将那摞厚厚的、叠放整齐的材料，随意地折叠起来。

他略显无奈地说："其实，我是文盲……"

我十分惊愕地看着他，至少从他的相貌、衣着打扮、言谈话语中，看不出任何迹象。"你不能认出这些化验单上的字？"

他认真地点了点头。

"你读过书吗？"我问。

"念过两年，也忘得差不多了！"

经过攀谈，我知道他在农村是一名化肥推销员，有两个女儿，小女儿上五年级。我告诉他，"……现在读书识字的，有文化的人，还屡屡遭到诈骗呢！现在的社会，不是只靠语言来沟通的。即便是巧舌如簧的人，也不是仅凭一张嘴，就能将买卖做发达了。文化非常重要，你需要从多方面掌握信息，眼观六路、耳听八方，才能拓宽财路……"我注意他认真地听着，还不住地点头。

我说："你要把注意力都转移到学文化上，不要到医院花钱去找身体上的毛病，浪费你用血汗挣来的钱！你就让你的小女儿教你，首先从拼音开始。万事开头难，我七十多岁了，才学会了拼音，否则我不能操作电脑，也就不能上岗。当然与年轻人相比，在用电脑的灵活程度上我还差得很远，我还在学习。人要活到老，学到老。何况你一点都不老，还很年轻！当务之急，你要提高文化，这样在社会上可走的路才越来越宽敞！"

他的脸上第一次露出了笑脸。

门外的候诊的患者，已不知是第几次推开了房门……他匆匆地离开了。

不一会儿，他又推门进来。我惊讶地看着他……他三步并两步地走到诊桌前，将一瓶矿泉水，放在了我的桌子上。"大夫，这是您的当务之急！"

第一篇·医事

这时我才发现，自己带进诊室的茶杯是空的，真的是没来得及打水！

小议"因病致贫"

"因病致贫"是大多数人都认同的事，而在人的一生中，生、老、病、死，都可能遇上难越的坎儿。众所周知，家中如果有成员患慢性顽疾，如：家人罹患慢性肾衰竭或不可治愈的血液病、癌症等，不仅令一个家庭的经济陷入尴尬的窘境，甚至几代人都负债累累，受到波及，陷于无法自拔的困境中。

当前，我国是一个经济增长迅速的发展中的人口大国，医疗改革面临着许多难以破解的棘手问题。首先横亘在眼前的是资金的缺乏，而且绝非朝夕即可以解决的，真可谓"巧妇难为无米之炊"。现在，我国的医疗保险制度已实现了"广覆盖"，我国卫生部门竭尽全力，进行了平衡，将有限的资金用在了刀刃上，取得了不错的效果。

一位慢性肾衰竭的耄耋老人，每周进行两三次血液透析，后又被发现得了膀胱癌，真是祸不单行。对于每月仅有两千元左右退休金的他，无疑是被推向了绝境。恰值医疗保险（医保）又大幅地增加了对这类患者药费报销的幅度。用老人的话来讲，"原本天都要塌下来了，死的心都有了……这可真是天上掉馅饼了……"确实，临床有不少得了癌症和慢性病的患者，因为这项得人心的措施，又有了生存的机会：得救了，延长了寿命。这一利民的良策，绝不仅仅限于退休的职工，也包括了新型农村合作医疗（新农合）的投保者。

一位中年男人，替母亲请医生开一种价格昂贵的治疗真菌感染的药物，每月药费数千元。

我问："这样高的药价……"

他立即明白了我的意思，回答说："一大半由新农合负担！"看那样子他心里十分踏实。

国家对弱势群体在经济上加大投入，赋予了给力的倾斜，应该讲是摸准了医保报销的脉搏。

网络上曾有过这样的段子被疯狂转发："最近新中国贫富标准线（年收入）：富豪300万以上；中产者15万～30万；低产者8万～15万……"特别应该指出的是，现行医保举措无形中保护了努力成为中产者的人们。中产对于这些人来讲，是一个不远也不近的距离，实现之路并非艰难卓绝，似乎可以向往。医保新举措既增强了他们的信心，又稳定了他们的队伍。万一家中出现了令人棘手的患者，也不会发生危机，轻易击碎他们成为中产者的梦。要知道中产者队伍的巩固和壮大，是社会前进的基石。美国的情况也不例外。据英国广播公司报道，全美一半个人破产案，至少在部分程度上，是无力支付医疗费用导致的。看来"因病致贫"的现象，是不分国界的，不管是世界上最富有的头号经济体，还是经济发展相对滞后者。

目前，医疗制度改革已经显示出一定的优越性，很多自由职业者、个体经营者、中断工作的待业者……也都纷纷补交了医疗保险金，有的竟高达数十万元。他们也算了一笔账，当自己年老体弱时，可能得了慢性病，或者不幸得了癌症，还是加入医保划算。

美国前任总统奥巴马在上任的第二年，就将全面改革医保体系列为最重要的内政之一。中、美医改，在不同的政体和不同的利益格局下，行走着截然不同的路径。中、美医改的不同之处，在于美国的医改主要解决公平性，中国的医改则要同时兼顾发展和公平。医改推动者面前的路依然是曲折和漫长的，路上可能会遇到来自既得利益集团的阻力，同样也要解决公共资源浪费的问题，任重道远！

医生的抉择

某跨国公司推销一种含有激素的气雾剂，所有患者，不论性别、年龄、职业……全部适用。此药有着很大的优势，虽是激素类药，但由于剂型是气雾剂，直接将药吸入气道，用药量明显减少，激素的副作用亦随之减小了。但它的致命的缺点是药价昂贵，每支 300 元左右，而且需要长期使用，不是以月计，而是以年计或者要更长！这对于自费的打工者是难以承受的。

一位哮喘患者，到医院就诊已经是第三次了，面露无奈和绝望。他上次就诊时对医生说自己已经不喘了，可医生还是开了原来的处方。医生说这药得长期用下去……药方中所用的气雾剂、抗过敏药、止咳化痰药，全部是进口的，累计五百多元。我认识这位患者，他是鞋匠。摊位就摆在我们宿舍对面的街道旁，平时由于修鞋，我们有过接触。其实对他的了解远不止这些，毕竟我搬进宿舍已有二十多年了。在我入住前，他的母亲就由农村来这儿修鞋，那时他还是一个懵懂的孩子，可以说我是看着他长大的。现在他已长成了健壮的年轻人，早就接了母亲的班，而且娶妻生子。子承母业，而且和母亲一样得到好口碑：手巧、以诚待人。起初，沿街有四五个修鞋点，现在只有他一家了。优胜劣汰，口口相传，有不少回头客，慕名远道而来。此外，对于他工作的艰辛，我看在眼中，不论刮风下雨、烈日暴晒，他都会守在自己三尺见方的修鞋案子旁……

在诊病的过程中，他说："儿子快上小学了。他有先天兔唇（唇裂），需要做手术，费用大概四五万元。"我看到了他那紧锁的双眉，黑黢黢的脸上凝聚着无法释怀的忧虑、凄苦。我的心也紧缩起来。我又详细地问了他的发病情况。他并没有慢性咳喘的病史，只是因为感冒，自己去药店买药吃，不仅身上出了皮疹，还发现了无法抑制的咳嗽……第一次来诊时，做了各项检查，医生诊断哮喘，检查费和药费总计过了千元。他承认目前症状明显好转，第二次开药虽未过千元，但也是数百元……

目前这种情况，更改处方既有可能性，也有必要性。患者仅为初次发病，此外经济情况不允许他再服用如此昂贵的进口药。常言道穿衣吃饭量家当，这花销对于他这样一个修鞋的摊贩肯定是难以承受的。

其实在昂贵的进口药占领国内药业的大半壁江山前，治疗哮喘，甚至是哮喘的危重状态，临床治疗策略都是采用口服激素，危重患者可以用静脉滴注。现在这一有效的方法几乎被废除了，虽然没有明文规定，但外资药厂想方设法、绞尽脑汁、穷尽了商业手段之能事，想要掌握住医生开处方的手。进口药与国产药之间的药价没有可比性，前者几百元，后者几分钱。仅以口服激素为例，国产醋酸泼尼松每片 0.05 元。此药不能长期服用，副作用较明显。我准备让他服用两周，即逐渐为他撤药。也许有患者会质疑这样服药的治疗效果。打个比方，改革开放前，我国是一个自行车的王国，近年来自行车多已被小轿车代替，但经济情况不佳者，养不起一辆轿车，那就仍然骑自行车。可以讲两者是殊途同归，各有利弊。

我停用了他服的一切进口药，包括气雾剂、抗过敏、止咳药物，全部改为国产药。药费下降成两位数字……我告诉他不要有顾虑，这是急性病，可以治好。但他是过敏体质，要留心周围引起其过敏的东西，比如某种花草、气味、食品等。而且不要自行服用药物。

医生在诊治患者时，面临多种方案可用的局面，首先应该优先考虑患者，因人而异。诊治不仅根据病情，也要顾及其他的具体情况。常言道"量体裁衣"，也即不能套用一种模式。医生得考虑患者是否承受得起自己开出的一张小小的处方。有时，一个过于随意的选择，能击碎一个家庭！我想这不是危言耸听。

你的真诚患者不会忘记

当她坐在中医病房的床上时，她自己都难以置信，仿佛是鬼使神差似的！三个月前，偶然在她的右腋窝发现了一个肿物，肿物增长迅速……她数次到肿瘤医院，做了各项检查。抽血、拍 X

线片、做 CT 和磁共振成像检查、做肿物活检。结果被诊断为已转移到淋巴结的癌症晚期。为了能尽快明确肿瘤的原发部位，她曾挂了三个不同专家的特需门诊，花费了近千元。三位专家竟异口同声地诊断为：隐性乳腺癌。

她实在难以认同！因为经过各种检查并没有发现乳腺肿块，这"隐"字应该如何理解呢？她已是古稀之年，不仅身体弱，且患有多种慢性病：高血压、冠心病、哮喘……又是空巢家庭，离异，唯一的女儿在美国。她每天在医院与家庭之间奔波，过着炼狱样的生活，这种状况使她变得有些失控。

第三位专家曾建议做正电子发射断层扫描术（PET）检查，这是全身癌灶的搜寻方法，需要一万多元，且是自费。她没有犹豫。PET 结果没有发现癌灶，这应该是不支持隐性乳腺癌的诊断。她果断地决定服用中药，死马当活马治！

她详细、认真地向中医大夫讲述了看病的全过程，有些激动、愤怒地讲："隐性乳腺癌，癌到底长在乳腺的什么地方？下这种诊断毫无依据！"

女大夫专注地倾听着，不时地点头。当时她并没有得出具体的结论，只是建议患者："住院吧！"

"为了吃中药？"她不解地问。

女大夫耐心地解释说："不，我们是综合医院，邀请相应科室的有经验的医生来会诊，必要时病理切片也可以请院外专家诊断……患者都非常希望能得到肯定的临床诊断！"

患者坚决地说："我不再做任何有创伤性的检查！"

在中医病房暂住，女大夫每天都会来看她。从大夫那双略显倦意但诚恳、善解人意的眼神中，她得到了莫大的安慰。

两天后，女大夫欣喜地对她讲："为你取出的活检组织还保存着，我请病理科再做连续的切片，将更多的材料集中起来，请市内的有相应专长的病理专家进行大会诊……"

患者心里踏实了很多，她知道院际间的交流会诊提供了极大的便捷。如果自己拿着几张病理片子，真是不知所措，比如到哪里去找专家，又有谁最擅长看这个病，都一无所知。

一周后，女大夫告诉她："……经过院际间病理专家们看过片子后，院内相关的科室又进行了大会诊。诊断明确了，是淋巴瘤，需要转到内科血液病房进行化疗！"

患者在离开中医病房时，竟潸然泪下。自从她发现肿物后，从没哭过。当专家们以自己的强势地位，硬要强加给她"隐性乳腺癌"的诊断时，她难以接受，表现出拒绝、不平、气愤……但此刻中医大夫这样设身处地替自己着想，她被大夫心中充满的对自己的仁爱深深地打动了。自己从没问过她的名字，连姓都没有搞清楚，但女大夫那真诚的目光，将她那已是死灰般的心又复燃了……

由于患者的诊断曾出现过波折，血液组的医生对于她的治疗十分重视，拟订了详细的化疗方案。进行化疗时，她需要住院观察，间歇期可以回家调养。第二疗程的化疗使患者右腋窝肿物明显缩小，这更增加了她生活下去的信心。

在进行不知第多少次的化疗时，气温骤然变凉，她得了肺炎，没有能挺过来，走了。她离世时十分从容、淡定，没有任何痛苦和牵挂！

她最后留下的遗言：最大的憾事是，没有能当面向那些给予自己活下去勇气的医生们，亲口说一句"由衷地谢谢你们！"

你需要关空调吗？

进入伏天后，湿热的桑拿天让人有一种胸闷、透不过气来的感觉。穿上白大衣去诊室犹如披挂上阵，觉得似乎是裹在厚厚的铠甲之中。只有进入有空调的诊室后，这一切的不舒适，才渐渐地消失了。

呼吸系统疾病的患者冒着户外 30℃ 以上的高温，来医院看病，大多都是病情不能再延误了。发热、肺部感染、哮喘加重……有一位年迈的患者，刚刚推开门时，站在门口稍显犹豫。他走进诊室后，四处张望，在陪同的家属搀扶下，坐在诊桌旁的椅子上，还在满屋搜寻着。儿子在她耳边劝慰说："妈妈，忍耐一下，时间不会太长的。"

我发现她的肩上还披着一块大浴巾，身上穿着棉毛衫，赶忙问："你需要关上空调吗？"

她急忙点了点头。

儿子解释说："她发烧两天了，都在 38℃ 以上。"

空调停止运作了，患者安定下来。

她断断续续地讲病史，儿子在一旁不断地插话补充。我为患者进行了体检，在脑海中形成印象、综合分析后，迅速地决定应该做哪些化验检查……

当儿子扶着母亲走到诊室门口时，他十分细心地为我打开了空调。这时我才发觉自己的汗珠顺着前额和脖子，一串串地滚淌

第一篇 · 医事

下来，白大衣的领子已经湿乎乎的了。

下一个患者是年轻人，他患哮喘多年，正处于发作期，对于冷空气过敏。陪同他来的妻子，无法辨认空调开关的英文字母，我急忙抢步走过去，关了空调。此时，我发现自己的两条裤腿都被汗水浸透、紧紧地黏在了腿上……一上午的时间，到底开了多长时间的空调，我记得并不清楚，但所看的患者中，发热、上呼吸道感染的竟占了 2/3 还要多。当人的注意力全部集中在工作上的时候，可以忽略四周的嘈杂、空气的污浊和室内的温度；而当屋中仅有我一人时，我感到了自己竟像置身于蒸笼之内一般。虽然窗户是开着的，但没有一丝冷风吹进来，仿佛觉得户外有一张看不见的热网，将窗户捂住了，我急忙去开空调。桌面上仅剩了一个医疗手册，那是一位中年女性的。待患者进了诊室，经问诊得知，一周来，每天 12 点后，她的体温即开始升高至 37℃以上，但并没有什么特殊的不舒服。我让她在 12 点去测体温和化验血常规，再来诊室找我看结果。

门又开了，低热的患者回来了。

我赶忙问："你需要我关上空调吗？"

她摇摇头说："您开会儿吧！"

我解释说："我可以坚持，只要你……"

"没有关系，那就开在低档吧！"她的态度很诚恳。她告诉我体温不高，血常规也正常。

我问她试体温用多长时间。她讲 20 分钟。

我告诉她："试体温不需要那么长的时间，特别是这样的天气，5~10 分钟就足够了。试表前要擦掉腋窝的汗水，还要排除外界的干扰，比如：刚刚喝过热水、运动后、情绪激动等。从目前的情况看，你的低热是不存在的。"

听过我的解释，她立刻站起身来，说："谢谢您，去了我的心病!"当她向门口走去的时候，特意将空调开至高档，如释重负地说："我又可以开空调了!"

假如她是我的孩子

刚推开门进来的患者急忙向我解释："1号去口腔科接病号去了。"而她自己是最后一号。1号患者在离开前，曾托她给医生捎个口信。

患者的关照并非是多管闲事，因为诊桌上仅剩1号的一本诊疗手册。我有些担心的是，如果患者来得太晚了，也许当日等不到辅助科室的检查结果。1号成了最后的就诊者。患者是一位年轻的姑娘，由于匆忙，她都没有来得及换掉标有"口腔医院"字样的病号服。陪同她的是一位年过六旬的瘦小的男人，穿着汗水浸透了的分辨不清颜色的短衫。他们都是气喘吁吁的，看来是一路赶过来的。

患者22岁，用口罩遮挡着面部，露出两只水灵灵的大眼睛，长长的睫毛上沾着泪水，皮肤黝黑、长着两道弯弯的长眉，是个令人怜爱的姑娘。她张口的第一句话就是："您一定要帮我，让我明天做手术!"

坐在一旁的父亲，着急地劝说："闺女，要把话讲清楚，慢慢说。"声音透着浓重的河北乡音。

女孩子泣不成声。父亲替她述说病史。

"闺女在小时候，上嘴唇就长了一颗黄豆大小的红疙瘩。随着年龄的增长，疙瘩也在长。我们住在山区，没有条件看病。有一次上山砍柴，孩子不小心，把那红疙瘩划破了，血流不止，才去县医院里看病。大夫说是血管病，应该做手术，越早越好。可家里没有钱。别看是闺女，学习可好了，上学时老考头名，四年前考上了省城的大学。可这疙瘩越长越大，现在有核桃大小了，闺女都破了相！眼下就要毕业了，不做手术，毕了业也难找工作。现今有长得挺俊的闺女、小子，还要拉双眼皮、垫鼻子、削下巴……俺闺女只求不破相。不然这十几年的书不就白读了！全家苦帮苦业地供她读书，这些年我们还省吃俭用地攒手术费。不但要攒钱，还需要等医院床位。登记后，我们苦苦等了半年多了，这不总算接到了通知，好不容易住了院。明天就要手术了，可又出了岔子……"

父亲的一席话，我是听明白了，由于他们情绪很激动，我又不便岔断，但我一直不太清楚，这一切与呼吸科有什么关系呢？

女孩子的情绪逐渐平静下来，停止了抽噎。她突然摘掉了口罩……

我一下子愣住了，没有摘口罩前，我看到一双美丽的大眼睛，充满了悲伤、忧郁，非常漂亮。但现在由于上唇核桃大的肿物，将整个下半部的脸型破坏了，扭曲了……瞬间，我理解了，他们的要求不单单是追求美的整容，而是全家人挣脱贫困的"华山一条路"！

女孩说："明天就要动手术了，医生突然说我的胸片有问题，要请呼吸科专家会诊……"

我详细地询问了患者呼吸系统的病史；认真地翻阅了口腔科

医生写的病历摘要，并为她进行了体检。

当我将她带来的胸片放在看片灯上时，立即看出在左、右上肺均有阴影，右肺病灶较稳定，左肺阴影边缘模糊。从影像学来讲尚不能做出定论：炎症？结核？当然如果近期做手术，最理想的做法是，先治疗一段时间，阴影好转再考虑手术问题。但是，目前情况紧急，不容等待！我看到了父女二人焦急、渴望的眼神，仿佛等待宣判一样。

我亲自去放射科，请教了放射科的教授，并发表了我的意见："……如果她是我的孩子，此次手术是机不可失、时不再来！她不是追求时尚，而是背负着一家人摆脱贫困的期望、重担。明天一定要做手术！"放射科教授同意我的意见。

我在会诊单上写着：

同意明天手术。术前可服用广谱抗生素，既可以抗炎症又可以控制结核。服药两周后，再拍胸片，我科愿随访！……

父女二人拿着会诊单，双双落下泪来，这是高兴的眼泪、希望的眼泪。女孩离开时竟忘记戴口罩了，我追出门口，喊住了她……

最高的奖赏

第一次坐在我的诊桌前的她，纤瘦体型，穿着护士服，脸颊红红的。她说："六天前发烧，一直39℃以上。三天前拍胸片，诊断右上肺炎，已经注射了三天抗生素，依然没有退烧。"她告诉我，她在医院的急诊室工作。那里是全院的前哨阵地，最累、最紧张、最繁忙、最脏……我有切身的体会，因为年轻时曾在那里做住院医生，摸爬滚打过，历时三年。

我建议她静脉滴注莫西沙星三天，并给她开了假条："你需要休息！"

三天后，她又出现在诊室中，戴着护士帽，依然穿着护士服。

我问："你上班了？"

她笑了。"注射后第一天下午，体温就降下来了。还需要再静脉点滴吗？"

"当然！"我毫不犹豫地说："因为前期治疗效果不理想，高热刚退……"当我知道她的家在密云时，我为她开了四天静脉滴注的药，又开了一周口服的药。"文化大革命"中我在密云巡回医疗历时一年，几乎走遍了那里的山山水水，我知道那里是远郊区，来医院并不十分方便。临走时我又叮嘱她："你要回家休息，那里养病的条件会比这里好！有妈妈照顾你！"

两周后，她带着第二次复诊的胸片来找我。

"右上肺阴影吸收不明显。"她的声音有些哽咽，竭力控制住在眼眶里打转的泪水，勉强没有掉下来。"X线片报告应除外肺结核！"

我十分肯定地说："我不考虑结核，从发病的过程、治疗的效果综合起来看，都不支持。而阴影所在的右上肺，虽是结核多发部位，但并非诊断的决定因素。"

几天后，她又悄悄地走进诊室，在我诊病间歇期，将白大衣的袖子撩起来，要我看她的右前臂。这是PPD试验，要观测注射药物后皮肤的反应。这项试验是检验结核感染的一种方法，但并非是金标准。

她有些不好意思地讲："结果正常，这是其他大夫建议作的。我有一个同学，她也在急诊室工作。由于患上肺结核，一直没有治愈，两年了都没有上班。"显然她依旧没有从担心患上结核的忧虑中解脱出来。

我可以理解她的心情，便耐心地解释："当然怀疑结核也有一定的道理，你瘦高的体型、急诊室的工作环境、频繁的夜班、肺部阴影的位置……但诊断疾病还需要从发病的过程、治疗的效果等等来综合评估。"我知道对于她来讲，只是武断地讲是与不是结核，她是无法接受的。必须掰开了、揉碎了说给她听才成。

又有一次，她突然跑来问我："我需要做 CT 检查吗？"

"为什么？"我不解地看着她。

"急诊的大夫建议。"她讲话时声音很小。

"CT 检查不单单是花钱多，而且接受更多的放射线。"其实拍胸片时，我仅为她拍正位片，而不加照侧位片也是这个原因。看样子她并不反对我的看法。"过一段时间再拍一张正位片。肺部阴影吸收需要时间，脸上长个疙瘩，完全消失也得几天呢！"

一个多月来，她在我的诊室已进出了多次。当她将最近一次拍的 X 线片放在看片灯上的时候，我竟高兴地嚷了起来："太好了！右上肺的阴影全部吸收了。"其实，关于她的诊断，我始终都没有动摇过，但她的病一直牵动着我的心。现在一颗悬到嗓子眼儿的心，终于像一块石头落了地！

我发现她愣愣地站在那里，眼睛里滚淌下一串泪珠。

我问："孩子你怎么啦？"

她不停地抽噎着说："在这一个多月中，每当我陷入焦虑不安、痛苦无援之中时，一想到了您，我就觉得十分温暖……我不知道怎样谢谢您！"

我诚恳地讲："你说的这句话，对于一个做医生的我来讲，就是最高的奖赏！"

让患者在受到疾病困扰的痛苦折磨时，能因为想到医生，而感到温暖，这是我终生追求的目标！

我不希望有回头客

他是一个身材伟岸的中年人，眉头紧锁，忧心忡忡地坐在诊桌旁。站在他身边的妻子抢着说："十天前，他开始有高热，39℃，有过血尿，现在仍有低热、出虚汗，没有食欲……"

患者一直没有讲话，只是将一大摞厚厚的化验单，放到我的面前，我注意到他的手背上有静脉穿刺后贴的橡皮膏的痕迹。

资料是按时间有序排列的，其间还夹杂着看急诊时开的黄色的处方。我迅速地浏览了全部内容，又仔细地为他进行了体检，头脑中已形成了初步的印象。我建议患者再去查血常规、尿常规。

突然手机的铃声响了，妻子迅速地接了，声音很低："妈妈，知道了，我们正在看病……"她拿着开好的化验单并没有立即离去，而是将手机伸向了我，焦急地讲："这是他妈妈打来的，她叮嘱一定要医生详细地进行检查，他是难得来医院看病的……"这是用老人的话，来表达她的焦躁不安。作为医生要承受有形无形的压力，多年来我已经适应了，但我不能无动于衷，必须要有所回应。

"我了解家属们关切的心情，但你必须陪他先去做这些化验，一小时后出了结果再回来，病还没有看完……"我不能讲得太多，因为还有患者等在门外。

当他们拿着化验单回来的时候，我看过了上面的结果后，初步印象得到了印证。我向患者解释："你患了急性泌尿系统感染，目前情况得到了控制……"话还没有讲完，他的妻子抢着说："他现在觉得很虚弱，出汗、恶心、便秘……"显然她不同意我对患者目前状态的评估。

我心平气和地对她说："请你先让我把话讲完……"

患者嗔怒地看了妻子一眼，言外之意是让她不要多嘴。

"患者第一次化验的白细胞计数两万多，现在已正常了。尿液检查从满视野红白细胞，到这次化验仅白细胞稍多，其他一切指标已回归正常。所以说病情已好转。人感到虚弱与高热时未能正常进食有关……"

"那恶心、便秘……"妻子依然无法控制自己的焦虑情绪。

"……除了与本病有关以外，与抗生素的副作用也不无关系。患者用的药物，抗菌的作用很强，副作用也不少，食欲缺乏、便秘甚至出现精神症状……医生在患者服药前应该进行交代，但患者也要养成看药物说明的习惯。其中就有毒副作用这一项。所以我建议将静脉点滴改为口服，药量减少 1/3，再用三天，这么做的原因是他还有低热。要多饮水，这是非常简单的道理，尽快将下水道的脏东西排出去，冲刷干净！"

妻子似乎平静了许多，她可能在回想、理解我所讲的话，未再插嘴。

患者一直缄默，未说一句话。他突然从口袋中，掏出了一张检查单，放到我的面前。"医生为什么要我做这项检查？"

原来是一张 CT 申请单，这才是问题症结之所在，恐怕也是患者顾虑重重的原因。患者随即问道："我是不是得了癌症？"

我笑了。"做 CT 并不是一定是因为怀疑您得了癌症，我觉得你没有必要做这项检查！"

患者如释重负，人立刻显得精神多了。临离开时，他竟说："下次，我还来找您看病！"

我坦诚地说："我不希望有回头客。"

他的嘴角竟然翘了起来。他的妻子离开后又转身回来对我说："谢谢您！"

"救救我……"和"我来！"

题目中的两句话并没有任何关联，其中包含着两个真实的小故事。两个故事相隔近四十年。

"救救我……"是一位年近九旬的老太太，在临终二十多天里，嘴里始终声嘶力竭呼喊着的一句话。

老人患脑血管后遗症，肢体偏瘫，已发生多次脑血管病变，不仅行动不便，还有老年性痴呆。有儿女供养，现在她由保姆照看。谁料夜间老人竟从床上掉下来，右侧股骨干开放性骨折，断了的骨头碴儿，已露在了薄薄的皮肤外面。

还算幸运，她家就住在京城内，儿女们将她送到附近的大医院，而且这是一家以骨科专业著称的医院。医生竟以患者年迈且身体条件差、不能手术为由，拒之于住院部外。十多天里，老人曾被三次送到这所大医院，家属再三表示，同意医院医生采取的一切治疗手段，如果出现意外，愿意承担一切风险，但三次均被拒绝了。

　　诚然，当下医患关系十分"险恶"，但也不可否认，人心都是肉长的，人们都知道医生不是神仙，不可能所有的病都能手到病除、化险为夷。但医生是否也可以换位思考，对于一个陷入痛苦深渊、孤立无援的九旬老人，坚决地说"不"，"医者仁心"又该怎样体现呢？

　　另一件事发生在1969年。当时甘肃的白龙江畔正在开凿山石、大兴水利。炸药装好，引爆的指令已经发出。一个工人撤退迟了，被翻滚下来的一颗巨石砸倒了，顿时躺在滩地上，抱着伤腿痛哭起来。空气中弥漫着一股呛鼻子的土腥味儿。人们都处于惊愕之中，只见一个清瘦、身材颀长的工人，一边疾步向现场冲了过去，还一边大声喊："我来！"

　　他迅速地撕开患者伤腿的裤脚管，只见不仅大腿已是血肉模糊，还隐约看到露在皮肤外的骨头。他毫不犹豫地将自己的衣服撕成长条，将伤者的大腿根儿紧紧地捆绑起来。然后，他叮嘱渐渐围拢过来的工人们说："大腿断了，千万不要动伤腿，等着我！"

　　他扭身向山坡跑去，不一会儿便气喘吁吁地带回来几根断了的树杈，又蹲在患者身旁，将树杈固定在伤腿的两边，支撑着砸断了的大腿骨。搬运伤员时，他一直小心翼翼地捧扶着骨折的伤腿，一直到县医院。

手术进行得很顺利，医生再三称赞护送伤员的工人们："你们在工地上处理得非常及时、正确……为手术成功提供了保证！"

这位在事故现场挺身而出的"工人"，是北大医院外科医生、共产党员王医生。当时他被发配到大西北"改造"。

事后有人问他，为什么在那种场合下，要冲在众人的前边？

他毫不犹豫地说："因为我是医生！"

"医乃仁术"的信条在他的头脑中根深蒂固，解除患者的疾苦是他义不容辞的责任。在工伤事故发生的刹那间，他将有可能发生的不利于自己的一切情况抛到了脑后。"我当时脑子里的唯一的想法，是要保住他的腿——他太年轻了！"

两个故事都让人难忘，前者令人揪心，后者令人感动。

问心无愧

当我正在检查患者的时候，她拿着诊疗手册，匆匆地走进来，我看见她的挂号条是1号，患者年龄80岁。显然她不是患者，我中止了工作，说："请你将诊疗本放在桌子上，看完这个病人，我会请你进来。"

"我是5点来的，但开诊后有些事情耽搁了。"在她转身离开诊室时，我看见她的手中提着装CT片的塑料袋。

当她再走进诊室时，仍然是一个人。在坐下前，她解释说："我的母亲没有来。……她的病还没有最后明确诊断。我带她看了几家大医院，他们都建议为她再进一步做一些检查。头几次她和我一起去了，但最近她觉得非常疲倦，就不再想来了。今天我挂了号，回家去接她，她却怎么也不愿意来了……"她讲话时语速快、声音小，显得焦虑不安。"医生们提出需要再做一些检查，我拿不定主意！"她将手中提的 CT 片子的塑料袋给了我，"这是她近日拍的胸片和 CT 片。"

我说："我先看看病历！"所查看的检查单中，尤其引起我注意的是血的肺癌标志物，其中有两项明显高于正常值。然后又看了片子，左肺门有 5cm×7cm 的团块状阴影，边缘有毛刺状突起……

"您的意见是什么？"她也站到看片灯前，迫不及待地问。

我请她坐下来，说："我需要了解你母亲的更多的情况。"原来患者有冠心病、高血压、糖尿病、慢性支气管炎。目前用胰岛素治疗糖尿病。人很瘦，体重不足 40 千克。我将这些情况一一记录在病历中。

当我停下笔来，发现她正用期许、渴望的眼神注视着我。

"我认为根据现在手头所有的资料：病史、片子、癌的标志物可以下结论，是左肺中心型肺癌。"

"那是不是还需要做进一步检查？"她急迫地问。

"若要做的话，能达到的目的至少有两个：第一，不管做气管镜或开胸手术，都能明确肺癌的病理类型。第二，无论是做加强 CT 还是 PET，无非想了解肿瘤向周围组织转移的情况。如果仅从这两点考虑，我认为就可以不做！"

我注意到她面部的表情，凝重中有一种可以察觉的释然。

"进一步检查的目的，不应该是为了检查而检查，因为无论何种病理类型或者是否转移，都没有任何治疗价值，相反会为她带来不小的痛苦。不单单是检查身体，就是看病的全过程，对她来说都是沉重的负担……不可否认这也将是一笔不小的开销。"

她认真地点头。

"当然绝不是说80岁以上的患者，就都不需要为疾病明确诊断做详细的检查，有一位84岁的老者，同一天做了冠状动脉旁路移植和肺癌手术，采用的是体外循环。至今已活了两年，生活质量也不错。这必须因人而异，做到具体情况具体分析！"

她希望我对她母亲的病，提一些治疗建议。

"我想目前只有采取与癌共存的方针，不要去捅马蜂窝。我们现在能做到的就是，减轻患者肉体和精神症状的痛苦，让你的母亲高质量地、有尊严地度过人生的最后一程。你可以去中医医院，请有经验的医生为她看看，试服用一些中药，也许可以减轻症状，也给她以生的希望！"

"我是她唯一的女儿，亲属、邻居会怎么看我……"她满脸忧虑，流露出困惑的表情。"他们会说我舍不得花钱为母亲看病。"

"你要面对和负责的仅仅是你的母亲，至于周围的人怎样看、怎样考虑问题，这不是你可以控制的，但只要是对患者好、对患者有利就行！"

"您不知道，其实我是她的养女。"她眼里噙满了泪水。"但她对我就像对亲女儿一样！"

"在处理你母亲的问题上，只有你能顶住现今的世俗的看法——只有用'烧钱'，来表示儿女对父母的孝心，烧得越多，越表示自己对双亲的厚爱。其实这是错误的认知，他们在用'烧钱'为父母买'酷刑'。我们一定要尽量减少人为的不必要的检查，减少她的不适和痛苦，这才真正表达了儿女对双亲的爱。不论是亲生的还是抱养的孩子，对双亲的爱都应更加理性!"

医生在救治疑难患者时，难免有无回天之力的现实情境，不应该为了追求诊断的精准和完美而增加已处于生命倒计时的患者的痛苦。只有切实为患者设身处地地着想，我们才可以问心无愧。

没有击中要害——致××编辑的一封信

××编辑：

您好!

贵报 2011 年 7 月 7 日第 25 期、《实事评论》版，《漫画时评》专栏中，《论"民间神医"马悦凌的倒掉》这篇论文的观点并没有击中要害。

此文偏离了对"健康教母"马悦凌本质的批判，没有打中靶心。下面引用原文的第二段。

"一个人对医学的狂热并不是坏事，但糟糕的是，他们为了验证自己独创的医理的神奇……"恕全文不再重抄了。

作者将马悦凌归于对医学狂热的人群中，我认为这显然是不正确的。因为真正对医学狂热的人仍属于医务人员范畴，他们终身从事的是与医学有关的工作。只不过在进行医学科学研究时，他们不择手段，将患者的生死置之度外，急于发现医学成果，其背后的推手，依然是名利。他们的做法是医德的缺失，冲破了"医乃仁术"的底线。

第一篇 ◎ 医事

"健康教母"明摆着与此类人无共同之处。就马悦凌本身的资质来说，以前她曾是一名普通护士，却早已改行当电视节目的主持人了。她竟大言不惭地夸下海口，说自己要攻克医学中不同专业领域的、世界上顶尖医学专家团队都难以全部治愈的顽症："渐冻症"、肺癌、乳腺癌、高位截瘫……毫不夸张地讲，不需要遍地开花，只要攻克其中的一种，就有资格获得医学诺贝尔奖了。

稍有一些医学常识的人，就会知道，一个人将毕生都奉献给其中一种病的攻艰，也有可能会失败，不用说想让这些不同专业病的医学研究全面开花结果了！这明明是巫婆在念咒语，要不就是疯子犯了妄想症，再不然就是痴人说梦！其实她说的这些病，她自己连一个病的临床专业知识也讲不清楚。就拿渐冻症来说吧，这种病的病因、发病机制、临床表现……就连这些最简单的问题，她也是丈二和尚摸不着头脑。她是披着天使外衣的诈骗犯，对医学一无所知，更对医学没有任何狂热，只有对金钱顶礼膜拜、对暴利疯狂地追逐。这些人利用了当前社会上的浮躁气场，将罪恶之手，伸向了被市场经济搅乱了的医药卫生界，直接危害人民的健康、生命、幸福，仅仅为了追求利润的最大化。如果有其他的行道来钱快、挣得多，他们会以迅雷不及掩耳之势华丽转身的；白大衣只不过是他们的演出服，随时可以丢掉！

马悦凌的团伙是有目的地策划、精心地进行了包装，以达到他们暴敛钱财的险恶目的。这是发生在医药卫生界的又一起巨大的诈骗案，如果政府部门不加强监管，不予以严惩，今后，马悦凌、张悟本类的案件将难以杜绝。

顺便提一下，文配画也有缺欠，"马"应坐在厚厚的钞票上，右手高举"健康之母"的招牌，似乎更为恰当，而不是像现在这样——

坐在"健康之母"的座位上，手里拿着钞票。意见不一定准确，但我希望评论这类黑白分明的恶性事件，还是应该更加一针见血为好！

此致

敬礼

李惠薪

2011.7.19

"帮一把"和"推一下"

卫生部门近日在解决患者"看病难"的问题上，以挂号为突破口，采用多种办法：网上预约、电话挂号、社区医院的转诊……确实帮助患者解决了一些实际问题；但仅仅这样做，似乎并没有达到尽善尽美，还有许多深层的尚待发掘的症结。

近年来，医学技术突飞猛进的发展，也体现在了临床分科更细上。仅以内科为例，内科亚专业有心血管、内分泌、消化、呼吸、血液、风湿免疫、肾……然而，人是统一的整体，得病绝不是仅仅孤立地局限在某一器官。并且，由于医学常识所限，患者不能准确地定位。因此在挂号时，可能出现挂错科的情况，但这绝不是他们的过错。

我是呼吸科医生，常会遇到这样的实例。

一个中年农民，素来身体健壮。主诉近日气憋，尤其是在活动后；既往他一直从事田间劳动。体检肺部未发现异常，但心界扩大，心率快，胸片显示：心脏明显增大并伴有心包积液。胸片

第一篇 ◦ 医事

结果出来已是近 11 点了，他从远郊来城里看病，如果让他再挂心血管号，肯定是没有号了……病情不轻，不能让他明天再来！我拿着他的胸片和病历，去找心血管专家，向她说明情况，请她为患者加号，她慨然相允。中午吃饭时，碰到她，她主动告诉我："李老师，患者心脏的情况很严重，我已经将他收进病房，去做进一步的检查了。"

心中的一块石头落了地。若没将他及时收入院，那他还要再在京城找住宿，不仅要增加开销，还耽误了治疗时间。对于医生来讲，只要帮一把，不仅减少了患者的痛苦，还避免了让其冒生命危险——何乐而不为呢！

一次周末，一位中年男性，白领，主诉感冒后咽痛、喉痛，又有右颈部痛、低热。查体发现，除咽部充血外，右颈部明显较左侧肿大，甲状腺右叶有压痛。临床印象为亚急性甲状腺炎，一种内分泌疾病。但由于周末没有内分泌医生值班，患者要等到下周一，即两天以后。考虑到曾治疗过这种患者，我决定先为他进行处理。我还叮嘱他，若服药后症状好转，可以继续一个疗程，若有不适，随时来急诊或看专科。事情过去，我就忘了。

一次，一位老太太刚一走进诊室，就说："我是你的回头客！"不过，在我的记忆中，无论如何也搜寻不出有关这位患者的记忆痕迹。她提醒说："我是儿子介绍来的！您忘了，儿子因为是感冒后脖子痛，挂了呼吸科，但他是内分泌疾病的患者，您也给他看了。真是救了他的急，因为第二天要到外地出差，飞机票都买好了！"

第三个患者是一位神情憔悴的女患者，已处于更年期。慢性咳嗽，家中有肺癌患者，她血中癌胚抗原（CEA）高出正常值数十倍，拍胸片正常。在听诊胸部的过程中，我发现她右侧的乳晕下有一 5cm×4cm 的硬块，周围乳房的皮肤已呈橘皮状。我又补问了病史，乳房肿块已有两年，近半年来明显增大。我告诉她，肺部是慢性支气管炎，无癌症的迹象，但乳房肿块是应该首先关注的，必须立即去外科请专家看看。我为她写了一张简要说明情况的纸条。"如果有专家号，你就自己挂；若没有了，就直接拿着这张纸条去找 XX，他会为你加号的。你很可能需要尽快地动手术！"

我常常想医生宛若站在"人生健康之路"的指路者，有人来询问医生"路"怎么走，这是对医生的信任、依赖、尊重。医生要将自己所知道的一切，毫无保留地、想方设法地告诉他、将他指引到他所要寻找的方向，而且是越快捷越好。帮一把，这关系到他今后的健康、幸福，甚至是生命的延续。不要漠不关心，不要当铁路警察，只管自己的那一段。"医者仁心"没有考核、衡量的硬性指标，它应该是博大、深邃、无疆的大爱。

就算是义诊吧！

刘姥姥虽已是耄耋之年，可身子骨挺硬朗，在宿舍大院里，每天都可以看到她进进出出的身影。这两天左耳总听见"轰轰隆隆"的声音，弄得她心神不宁的。于是，她去医院挂号咨询处问该看什么科，得到的回答是：

"神经科，大概是脑血管出了问题！"

"骨科，颈椎可能有病！"

神经科医生只是问了问，连是单侧耳朵还是双侧、有多响都没有搞清楚，就开出了一堆化验单：查血、尿、脑血管造影、脑核磁……光检查就折腾了近半个月。结果是脑动脉硬化。开始口服和静脉点滴药物。话说又过了一个月，耳鸣仍不见有好转，这钱可花了不少！

后来又看了骨科、中医，还扎过针灸，均没有效果。

真是有病乱投医，刘姥姥的儿女们还四处寻找"神医"呢！别看她年纪不小了，在家里却能干活，买菜、做饭都一手担当起来，可谓是忠心耿耿的不用花钱的老保姆，如今打着灯笼到哪儿去找呢?！

事有凑巧，一次去医院的路上，刘姥姥遇到了老街坊林奶奶，林奶奶可是一个热心肠的老太太。老姐妹俩多年没见，亲热地拉着手，舍不得放下。得知刘姥姥病了，详细地询问了情况。患者说左耳朵时而一阵阵像过火车，轰隆隆地响，时而又像擂大鼓似的，"嘭嘭"地响，林奶奶追问："就是一个耳朵?"

刘姥姥说："看了快两个月了，医生从来没有这样详细地问过我……"

林奶奶紧拉着刘姥姥的手说："我的老姐姐，你怎么不去看耳科。这一个耳朵有异响是耳科的病呀！别瞧我不是大夫，可半年前，我和你得的一样的病。看了一次耳科，可以说手到病除。我和大夫就熟识了，她和咱们岁数差不多，是专家，人可和气了。后来我家里有人耳朵得了病，就去找她！明天是礼拜几? 咱们都过糊涂了。星期二上午，她出门诊……"

刘姥姥忙问："挂号难吗? 多少钱?"

"每天就看 10 个号，每个 300 元。我帮你联系。讲妥了，我陪你去找她！"晚上，林奶奶打电话来，"明天上午你要早点去，我在耳科门诊等着你！"

七点半开诊前，女专家穿着白大衣已经在诊室里等候了，两只大眼睛露在口罩外边，显得很有精神，看不出她已是年过七十岁的人了。她讲话时轻声细语，让刘姥姥坐在椅子上。

刘姥姥诚惶诚恐地说："我还没有挂号呢！"

林奶奶在一旁向她使眼色。但由于年纪大了，眼神不济，刘姥姥没有看清。

女专家说："现在还没有到开诊时间。你经常掏耳朵吗？这次左耳朵响是在掏耳朵以后发生的吗？"

刘姥姥觉得很奇怪，从没有人问过她这样的问题。

医生头上戴着一个圆形的小镜子，拉开了诊椅旁的一只立灯照明。然后轻轻地将一个小漏斗样的东西，放进她的左耳朵里，转着看了好一会儿，回身在诊桌上拿了一根沾湿了的棉棒，又伸进耳朵里，转了转，取了出来。她在立灯下仔细看了看，又将棉棒伸到患者的眼前。说；"就是这一点点耳屎的碎渣儿在作怪！"她解释说，"人的耳鼓膜，就像敲的大鼓的膜一样，但它更薄、更小、更娇嫩，只要有一点点耳屎粘上，就会发出巨大的响声。"

刘姥姥虽然没有看见那黄黄的耳屎碎渣儿，可响了近两个月的左耳朵，竟然瞬间安静下来。她高兴极了，突然抓住女医生的手，使劲摇晃着说："太谢谢您了，为我掏出了一块心病！"

她忙着拿出准备了的 300 元钱。"我不去挂号了，这钱就交给您吧！"

女大夫笑了，将刘姥姥拿钱的手推至她怀里："还没有到开诊时间，就算是义诊吧！"

小议"便秘"

"便秘"的专业解释是肠指内容物在肠内进行迟缓及排出困难，其特征为排便次数减少，每三到四日（或更长）排便一次。有些人的便秘与自身的体质有关，而有些人却是习惯使然，我自己就有切身的体会。由于一直在医院工作，要值夜班。年轻时工作忙，无法养成固定时间排便的习惯。从主观上讲，也觉得这是一件费时间的事，不知从什么时候起，就养成了两三天排便一次的习惯。如此一来，不仅没有感到身体有什么不适，反而因节约了时间而暗自窃喜，以后竟习惯成了自然。

国人常说"十人九痔"，这也与排便时间有关系，排便时间越长，越容易患痔疮。我年纪大了，逐渐感到便秘对于生活是一件极大的困扰。每日三餐，由于胃肠消化功能自然减弱，并没有强烈的食欲。拟定食谱前，首先想到的是通便，如何将吃进去的东西排出来；这样，"拉"就成了生活中的一件大事情！其重要性并不亚于"吃"，实质上是远远超过了"吃"！设想人好比是一座城市，市内建设井然，但垃圾堵塞了街道，市民生活难以维系，城市的运转情况也就危急了！

年纪大了仅注意饮食还不够，还必须要适当地运动。运动得当不但对全身有益，也有益于肠蠕动，利于排便。行动不便者，也可以用手在腹部以肚脐为中心、顺时针方向进行按摩，对排便也有帮助。有些人排不出便来，需要想尽各种办法，那是十分痛苦的。有些老年女性患者，排便时用力的情况，不亚于生一次孩子。这样就会存在着很大的危险。年纪大的人，脑血管、心血管都已硬化，特别是有过脑血管病史的、心肌梗死的患者。临床上见过心肌梗死（心梗）恢复期的患者，在家属正在出院处结账时，由于患者排便用力，心梗再次复发，引起猝死！

其实，便秘并非是老年人的专利。曾有一位90后的瘦小的姑娘来看门诊，呼吸系统疾病倒是无大碍，但乍一看有点萎靡不振，仿佛霜打了似的，又像正要开放却已经开始呈现凋谢状态的花蕾。虽然脸部经过了认真的修饰，仍掩饰不住她青春活力的渐衰。她有六七天大便一次的习惯，"当然我吃得也很少！"这是她身体上出现不适的症结所在。

"你现在还年轻，完全有可能改掉这个坏习惯！"我建议她请中医进行全身的调理，并语重心长地对她说："你不要刻意地限制自己的饮食。人工的修饰、服装、化妆品，都不能赋予你青春的靓丽和活力。人要顺应自然，与外界和谐相处，那才会展现出年轻女人的魅力！"

手术刀和屠刀

一位耄耋之年的老妇人，趔趄着走进了某骨科专家的诊室。她满脸愁苦地说："大夫，我的双膝关节疼痛，影响我照顾瘫痪在床上的爱人……"

大夫打断了她的话："你要做手术吗？"

专家面部痛苦的皱纹仿佛凝固了。她惊愕地张开了没有牙齿的嘴，半天没有说话。

"换膝关节！如果不同意手术，那就免谈！"他真正做到了自己的承诺，任凭老人絮叨，再也没有讲一句话。

老人万般无奈地慢慢腾腾地走出了诊室，拿着挂号条的手抖动着，喃喃自语地说："这14块钱是白扔了！"

无独有偶，一位82岁的胖老太太，患有冠心病、高血压、严重的骨质疏松、脊柱侧弯等多种疾病。她虽然可以走路，但近来双膝关节疼痛，在外出时，迫使她不得不坐在轮椅上。当她被儿子推进诊室后，儿子代述病史。

专家脱口而出的第一句话是："需要手术！"

儿子一愣，忙问："您说……"

"换关节！"专家斩钉截铁地说。

老太太听清楚了。急忙问："我这把年纪，这样的身体，也可以做手术？"

专家胸有成竹地说："比你年纪大、身体情况再差的也成！"

"我只要求您给我想一想其他的办法，别让我这样痛苦……"

专家面无表情，不再讲话了。

老太太黯然神伤，有气无力地说："看来，我就得活受罪了！"

儿子悻悻地将母亲推出了诊室，对候诊的患者们说："连片药也没有开……"

古人云："凡大医治病，必先安神定志，无欲无求，先发大慈恻隐之心，誓愿普救含灵之苦。"因此，敬畏生命是医生的首要品格，如果没有了对人的尊重，手术刀和屠刀没有任何区别。医学是关于人的生命与健康的科学，不该仅关心疾病，更不应该仅仅局限于用一种治疗方法——手术试图解决所有问题。医学诊治的对象不是疾病，而是生病的人。医学的作用是医治世界上不可复制的、独一无二的人，一个活生生的、有感情的、正在被疾病折磨着的人。如果医生只顾追求私利，把一份崇高的神圣的使命，糟蹋成一门卑劣的生意，那也就卖掉了一份高贵的遗产，毁了医生这一受人尊敬的名衔，也巅覆了医学的历史传统。

然而，有不少临床医生却为患者带去一辈子都难忘的"温暖"的回忆。

一位年过七旬的老人，在家中操持家务时，不慎跌倒。在摔下去的一刹那间，她想用左手抓住身旁的椅背。不料，由于用力过猛，不仅椅背折断，左臂肱骨上端粉碎性骨折，下端插入了肘关节内，疼痛自不用说。关于治疗，医生们众说纷纭、莫衷一是。有人建议先修复肱骨，再处理肘关节；有的则认为两处病变应同时手术……在全科查房时，老主任来了。他除了详细地询问了病史、检查了患者以外，还静静地坐在看片灯前，认真、仔细地察看 X 线片上所显现的异常。当意见难以统一时，大家把视线都转向了老主任。

老主任语出惊人："不用做手术！"

在场的人都面面相觑，露出了费解的神情。

他说："只要用一块三角带，悬吊左手，保持固定的姿势。三个月后就可以愈合了。"接着他做了解释，"因为粉碎的肱骨是在上端，又没有错位，下端嵌入肘关节的残骨很稳定。愈合后，仅是左胳膊会短一些，并无大碍！"

虽然他所言有道理，但人们还是有些将信将疑。不过，患者欣然地接受了这个治疗方案。三个月后，老主任的预测得到了证实。患者的左胳膊仅仅比右侧短了 2cm。虽然肘关节活动不太灵活，但并不影响她的工作和生活。她常常会讲起老主任带给她的温暖："我不仅是省了大笔的医疗费用，最重要的是少受了不少罪呀！"

医学实践必须体现"温度"，否则是冰冷的、可怕的、痛苦的，甚至是充满了陷阱。行医是一种以科学为基础的艺术，是一种专业，而非是一种交易；是一种使命，而非仅是一个行业。

当医生的应该切记：医生的手因谨慎而颤抖（已故著名内科专家张孝骞之语）。

检查报告单上的学问

随着医学的迅猛发展，不仅检测仪器品种繁多，患者可被检查的项目也相应地增多起来。但正确地判断、评估这些五花八门项目的检查结果，而且及时、准确地告诉患者，是医生义不容辞的责任。

我是呼吸科医生，常常会有人拿着体检报告单来找我看病。由于是体检报告异常促使人来诊，所以来者多没有临床不适的表现；但报告单上却写着："肺内小结节，性质待定，建议去综合医院进一步检查，或做 CT。"

"结节"二字，做临床工作的人都知道它的潜在含义，虽不能说是谈虎色变，但却大多知道它与"癌"有着紧密的关系。特别是当今医患间关系如此紧张，不怕一万就怕万一，若真漏诊了，或者几个月后，结节有了进一步的发展，那可是"吃不了，兜着走"。一心要做到防患于未然，虽有"疑人偷斧"之嫌，但与误、漏诊相比，影响可就小多了。一来是为了患者，二来实质上是保护自己，这才是医生写出这样报告的初衷。

有的就诊者手中拿着胸片或 CT 片，这些人的诊断往往可以当场明确。片子上的一些小结节，大多是慢性炎症所致，有的是陈旧的结核病灶，医生一说明，来诊者的顾虑即刻就消除了。但也有些体检仅是胸透，没有片子，或者体检单位拍了胸片并不交给患者。前者，请他当即拍胸片；后者，则为其开出诊断书，向体检单位索取胸片，下次来诊免挂号。

老实讲我没有做过精确的统计，但绝大部分报告单上有小结节的患者，肺内都没有问题。不过，也有例外。一位 60 岁的男性，体检做的是胸透，医生告诉他有问题，连文字报告都没有。由于他有 40 年的吸烟史，医生决不能掉以轻心，立即为他安排拍胸片，结果左肺门阴影增大，为中心型肺癌。虽然这样的患者少之又少，但医生的脑子里必须绷紧"癌症"这根弦儿，又需要拿捏得当。

大夫之所以在体检报告上做出这样模棱两可的诊断，出发点是不能只通过一张影像图片做出最终诊断，但这种写法有时会扰乱患者平静的生活，还增加了精神负担和沉重的心理压力。一位年过 70 岁的女性，为此曾一夜未眠，茶不思饭不想。第二天一大早跑来医院挂号，老伴儿、儿女都被搅动起来。其实她右上肺的阴影，就是陈旧肺结核，而且她年轻时有患结核病的历史。

如果从专业角度讲，结节并非不能做出诊断：陈旧结核、慢性炎症，当然也有早期癌症的结节。医生在下诊断以前，思想里要有担当，不要躲避，更不要将一切后果都推给被检查者。

由于癌症的猖獗，近年来，患者常常要被检查血的癌标志物，顾名思义这项检查与发现癌症有关。各个器官的检查指标有相同的，也有不同的。比如癌胚抗原（CEA）这项检查，在食管、胃肠、肺等器官有癌症时，血中的化验数值增高。根据各医院开展化验的情况不同，可以有1～9项；但它不是诊断癌症的金标准，仅有参考价值。往往当化验结果某一项有增高的指示时，患者会立即拿着化验单到医院来，认为自己某个器官患了癌症。其实分析化验单时，不要只注意箭头是否朝上，因为这只是表示此项检查计算机报告值升高：计算机是十分精密的，凡小数点后两位数字有异常的，不管是降低或者是升高，它都会表现出来。但医生应该会判断，只有数值升高5倍以上，临床才有意义，但这也并不意味着一定就是得了癌症，因为检验的指标仅供参考。这需要定期检查、追踪，查看是否有持续升高的迹象。如果有，就要引起医生的注意，再进行关于这一系统的相关检查，以期早期发现癌症、及时进行治疗。

有一位年仅18岁的打工妹，发现了血尿。到三甲医院排了个通宵，挂了数百元的特需门诊号。女专家开了一大摞化验单，她一张都看不懂，但总共需要交2800元的检查费。她被吓了一跳，这是她两个月的工资。再说自己到底是得了什么病？她又赶回去找那位女专家。

女专家十分不耐烦地说："我怎么知道，要等化验出来！"

固然检查费是一笔不小的数目。而在她去办化验单交费手续时，又发现有些必须经过预约才能做检查，再出报告，最长的需要再等20天。她承受不了这漫长的时间的折磨，又去了另一家三甲医院。一位上了年纪的老专家认真地看过了她手中现存的检查结果，不单是详细地询问了她的发病情况，还问了她的工作。随后，为她量了血压，还用手按压了下肢，说："没有水肿。"

老专家说："从目前的情况看，你可能是患了隐匿性肾炎，得了这种病不要紧，但不要过度劳累。我再为你做几项检查。"

患者这次化验用的钱，还不到女专家开的化验单的零头。一周后，拿到了结果，证实了老专家事先的判断。老专家一一为她详细讲解，打消了女孩子的顾虑。她没有继续留在北京打工，而是回到家乡去了。相信北京老专家带给她的温暖，她不会忘记。

医生不只是在诊治一种疾病，而是面对一个世上独一无二的人，一个活生生的有感情的、正在为疾病所折磨的人，因此医生必须有整体的眼光与合理利用检查结果的本事，使患者感到可信、可敬。

相约在岁末

我记不清是从什么时候开始实行周六、周日连续两天休息的。但我确信自己从没有享受过，因为我选择了周六值班。退休后，因为要出专家门诊，每周六的值班也就没有改变。这样就叠加、沉淀、积累下来不少固定看门诊的老病号。

最初很平静，一切按部就班。但近年来为了拉动内需，又出现了小长假，常常需要换班。一般就是周六被换掉。2011 年 12 月 31 日是周六，换成了上周一的班（1 月 2 日）。这样每周一出诊的大夫都改在了周六上，可我原有的周六的班无形中就被抹掉了，也可以讲就自然而然地消失了。我理所当然地可以不去上班……可我的心里却十分忐忑，觉得自己不能不去！思绪里有着无法割舍的牵挂。因为有些患者平日工作没有时间，只有周末来看病，已成了习惯；还有些上了年纪的人，脑子里根本没有小长假换班的概念，他们会墨守成规，我不能让他们白跑了。

不过周六上班，还有一层顾虑，诊室的房间是有定数的，每个大夫都有自己固定的房间。而我要来上班，是后加进来的。原本有两位呼吸科专家出诊，如果加上我，有可能分流了其他两位专家的病源。尽管有这样一些的考虑，脑海里患者的身影，却像不断重复出现的走马灯一样，让我抛弃了一切杂念。于是，我正式通知护士长，周六要出诊！由于长时间在 13 号诊室看病，现被周一出诊的大夫占用了，我被挪到了最后一间；怕老患者找不到，我有意地将诊室的门打开了……

听到了一个细细的女孩子的声音："妈妈，大夫在这儿!"

她就是我惦念着的那些患者中的一个。当她们母女二人出现在诊室里的时候显得很高兴。女孩子说："我和妈妈还怕您不来呢!"

我笑了，"我正在等着你们呢!"

她是市重点中学的高中生，来诊时已高热一周。在外院静脉滴注抗生素后，仍高热不退。胸片结果证实为肺炎。我为她已诊治了两次，第一次换了药物静脉滴注后，体温下降并不满意，我犹豫是否再换药。由于她年纪尚小，有些抗生素对她不太适用；此外，她是单亲家庭，虽然母亲再三表示，只要治好病，花重金也在所不惜，但我还是要考虑到经济承受能力。最终，上次门诊时我建议再延续三天用药，嘱其观察体温，如果仍有高热，再换抗生素或安排住院。这也是今天我一定要来门诊上班的原因。

当我看到她们母女二人脸上洋溢着的笑容时，几天来悬吊着的心一下子落了下来。她的高热已退，将经静脉输入的药物改为口服剂型，这样她就可以不用每天来医院扎静脉针了，还可以去学校上重要的课程；我为她开了假条，大致约定了下次看病的时间。临走时，母女二人祝我新年快乐……我觉得今天来上班的决定是非常正确的，在岁末又得到一份令我感动的祝福！

当天，也看了几个初诊的患者。在 10 点左右的时候，张老先生来了。我曾不止一次地和他讲过，年纪大了，特别是冬季，不要太早出来，如果我的号已经挂满了，我会为他加号的。但他从来没有向我要求过。他已年过八旬，是典型的瘦小的南方老头，脸上镶嵌着轨道样的深深的皱纹，刻录下了岁月沧桑的印痕。他讲话的声音很轻柔，这次来并不是自己求医，而是陪他的妻子看病。她患有严重的慢性阻塞性肺气肿，同时伴有精神分裂症。他讲是"文革"中"批斗"他时，牵连了她，而给她造成了严重的精神创伤。这病时有发作。间歇期，她会在他的陪同下来门诊看病。老太太讲话很和气，有浓重的江浙口音。我会为她进行详细的体检，患者很配合。他们至少每月会来一次，有时仅有他来，多半是因为老伴的精神症状又有反复。他会详细地讲述老伴的症状，反映出他观察得十分仔细、到位，充分显示了南方男人那种体贴入微、令人感到温暖的一面。

但这个月他们没有来，我在捉摸不知家里发生了什么重大的变故，心里十分不安。我觉得他们是相互依存，谁也不能没有谁。如果他们安全无恙，他必然会来的，因为老太太还患有高血压、糖尿病，需要定期开处方取药——这些病需要的药物虽不属于呼吸科的范畴，但我常常是一并开出处方。在我看来，这样做省去了老人的很多麻烦。

他是只身来的。刚刚坐定后，我赶忙问："你爱人好吗？"

他苦笑着说："还是老样子，天气太冷，她没有来。"

这时我才释然，为他的妻子开了常规服用的药物。看着他那瘦小佝偻的身影，在门缝中消失了。每每想起这对老夫妇来，我的心都在隐隐地作痛，他们承受着外人看来是难以负荷的压力、痛苦、磨难。在生活中，老夫妇互相搀扶着趔趄前行，我只希望自己尽些微薄的力量，帮他们一把。这是多年来频繁接触后产生的情谊，我将它归为"医患情"，真是剪不断。

应该来的已经基本看完了，但还有一个该来的却没有来。我没有关闭电脑，想再等一等。当我推开诊室的门时，看到走廊上，一个高个子的中年男人正大步地向我走过来。他边走边说："我走错了诊室，您原来在这儿！"

我知道他应该来，每两周他必来一次开药，这事已持续了几个月。他是因为咳嗽连续两个月、影响休息而来看门诊的。他是一个文艺工作者，踪迹飘忽不定，有时去了云贵高原，有时又一下子到了内蒙古，北京几乎是他的中转站。咳嗽严重影响了他的工作。他去了不少的医院，还服用了大量的抗生素，效果并不显著。初诊时，我意识到这是一个十分棘手的病例，花了一些时间，详细地询问了他的家族史和相关的病史。他有过敏性鼻炎、荨麻疹史，既往看过的医生曾建议他做一系列的检查：激发试验、肺功能、过敏原皮肤试验……但这些检查都需要一定的时间，他说自己等不了。我建议他做嗜酸性粒细胞计数的检查，15分钟内即出结果。

他接受了这项检查。事实证明他血中的嗜酸性粒细胞明显高于正常。诊断明确：过敏性咳嗽。针对病因，我开了药物给他服用。一周后，患者症状明显减轻，两周后症状得到了控制。他十分高兴，后来他就定期取药。我想他之所以认准了我，可能是我用了最简单的检查、不多的药物就解决了困扰他多日的病痛。我也曾向他解释过："关于你诊病的过程，我都详细地记录在你的诊疗本上，为了你看病方便，不一定非要在我出诊的时间来。"可看来他并没有留心我说过的这话。

他拿到处方后，我们互祝了新年快乐，他大步地离开了。年后，他又要"出征"了。

当我看完最后一个患者，关闭了电脑。推开了诊室的门，发现走廊里空荡荡。我安心地想：我惦念的患者们，该来的都来了……

没开药的处方

他进诊室时，大约是 10 点半。人个子很高，有明显的驼背，露在口罩上缘的那双眼睛，眼角布满了鱼尾纹。他的眼神有些忧郁，饱含求助的目光。我知道他要加号。我不能拒绝比自己还年长的耄耋患者，于是急忙停下手中的工作，为他写了一张加号条，并叮嘱说："您是最后一个，请不要着急！"说实话，由于手中的工作并没有完，我没有注意他的反应，就又继续检查患者了。

当他被请进诊室时，已是 11 点多了。我这才发现他手里提着装 X 线片、CT 片的大塑料口袋，还背着一个鼓鼓的大书包。他从里面一下子拿出了 4 本医疗手册。

我解释说："现在市里各医院用的医疗手册是一本通用……"

他说："因为我有多种疾病，心脏病、糖尿病、呼吸疾病，还有其他杂病，这些病的诊疗情况被分别记载在不同的医疗手册上。"为了寻找记录呼吸疾病的医疗手册，他花了几分钟时间，我也帮着他找。他嘴里还不时地表示着歉意："耽搁了您的时间！"

5 年前，他因左侧肺大疱动过手术，术后身体恢复尚好。2 年前，曾在养老院生活 1 年。后来因为孙子要上中学，需要有人照顾，家里人将他从养老院接了出来。

"春节期间，我患了一次肺炎。经过输液、吃药，明显见好。我带来了胸片和 CT 片。大夫讲我仍有胸腔积液……"他开始去翻找带来的一大摞片子。

我借机拦住了他。他讲话语速很慢，有重复，他的双眼中还流露出惊恐、警觉的眼神，似乎是怕我岔断他。好在他是最后一个患者。"这些片子稍后再看，我想知道目前您的身体还有什么不舒服的地方？"

我预料中的事情发生了，他突然怔住了，一时竟无言以对。

我又换了一种问法："您希望我为您解决什么问题？"其实我心里也没有把握，患者为什么挂呼吸科的号？不知是没有听清我的意思，还是有自己固定的思维模式，他依然是所答非所问。

"我在养老院生活的那年，是我一生中最索然无味的一段时光，味同嚼蜡。我原来是职工大学的物理老师。后来孙子考上了城里的高中，正在我原来住的宿舍楼的附近，儿子、媳妇都在国外，他们让孙子和我一起住。这样我就搬出了养老院……"

"在养老院时，您被他人照顾，现在您需要照顾他人了。"我说。

老人迟疑了一下，摇了摇头，看来并不同意我的说法。"三顿饭他都在学校吃，周末有女儿来帮忙，我也就是做个伴儿。"

"那就算陪读吧！"

老人的脸上露出了笑容。"有时我也会买些水果、主食、牛奶的，这并不是我必须固定完成的事。"

"你们相处得很愉快！"我有些好奇。

"不，常常会有一些小摩擦、争执。我们两个的年纪相差大约3/4个世纪，有代沟。两年，在争吵中很快地过去了。这小子还教会了我用电脑，现在我可以上网。他有些不会的物理题，也会问我。说实话，日子比在养老院强多了，我有了家的感觉。我原以为自己可以把他送进大学呢！春节时候，家里人来人往，我被传染上了流感，发热、咳嗽、吐黄痰……还是孙子将我送进了医院。"他又开始翻找自己的片子，边找边说："医院诊断肺炎。住了两周院，体温退了。出院后拍了胸片，说我胸腔有积液。请您帮我看看这些片子……"

"您现在还有什么不舒服的感觉吗？"我问，"发烧、咳嗽、吐痰……"

"没有，我只是觉得有些疲倦……"

我将他提来的片子，按时间顺序排好，一张张地摆放在看片灯上，认真地进行比较。由于片子较多，看的时间比较长。这段时间里，老人静静地坐着。"快接电话，快接电话。"一个高亢的银铃般的童音嚷了起来。我环顾四周，诧异地寻找声源。

老人用颤颤巍巍的手，从书包里掏出了手机，歉意地说："孙子打来的。"随即拒接了来电。

在看片子的过程中，手机铃声响了两次。当我重新坐在诊桌前时，老人神情十分紧张地问："您看我是什么问题？"

"您确实曾患过肺炎，现在已经痊愈了。仅有叶间少量积液，积液也会慢慢吸收的，这绝不是癌症。"我解释说："您感到疲倦、乏力，也是很正常的。已经是八十多岁的人了，大病之后，有一个恢复的过程。俗话说去病如抽丝……您不用服药了！"

突然，"快接电话"的声音又响了起来。老人诚惶诚恐地说："他不放心……"

我示意他可以接。他用颤抖的手指，按了通话键，对着手机讲道："医生没有开处方……"

我说："谁说没有开处方，我开的处方是继续陪读！"

老人笑了。

仁心与私心

在前胸听诊双肺后，我常规地请患者平静呼吸，再听诊心脏。因为心、肺的位置不仅相邻，且功能是紧密相连的。我发现这位七旬老人的心律紊乱：强弱、间隔，没有规律。再辅以摸脉验证，有脉短拙（即心率与脉率不一致，脉率小于心率注）的现象。但他并无心脏不适的主诉，我建议除拍胸片外，需做心电图。对于拍胸片，他并无异议，至于心电图他似乎并不情愿做。"我心脏没有问题！"

"应该做！"我坚持。"从听诊结果判断是心房颤动，需要心电图证实，这是一项常规检查。"看得出来，他是很勉强地接过了检查单。

结果，胸片印象是慢性支气管炎改变。心电图显示为心房颤动，心率 78 次/分。我觉得有些诧异。"您从来都没有感到心慌、心悸吗？"

沉默了片刻后，他面带愧色地说："我隐瞒了病情……有时会有心脏不舒服的感觉。"

"您的病史不十分清楚，如果刚刚发生，首先考虑用药物转复，如果时间长了……"

患者显得有些不安，焦虑地问："那应该怎么办？"

"从目前看心室率不快，您又没有症状，不必非得转复为窦性心律，但需要服用抗凝药物防止血栓的形成，以免有内脏栓塞的危险。"

他认真地听着，嗫嚅地说："其实我的房颤已有 10 年的历史了。听人讲今后会有重要脏器发生栓塞的可能，我专程从外地来京。去了一家全国知名的心脏专科医院，医生十分热情，建议要安起搏器。他还将自己的手机号码留给了我，也要了我的。我来京不到半个月，他隔三差五就打手机来，催促我尽快地住院！说实话，起初，医生这样热情，我还挺感动。可后来催得次数多了，让我觉得可疑、有点紧张，他热心得都过了头、甚至令我觉得恐怖！……后来我把手机关了。"

当前心房颤动的转复，除药物外，射频消融、电除颤、起搏、外科手术可以依次进行，但必须结合患者的具体情况：病史、临床表现、体征和主观要求。过度积极会引起患者的疑虑、不安甚至是反感，那常常是事与愿违的。

工作多年，我从不将自己的电话留给患者，当然也不会主动索取对方的。总觉得在诊治的过程中，我会穷尽自己的全力，如果事后患者病情有变化，他们可以到急诊就诊。在电话中遥控对患者进行诊治，是极易脱离实际的，存在着很大的风险。还有一个原因，我不想在8小时工作时间以外，再被患者的事情占有，当然也有例外。

一位支气管扩张的女性患者，咯血量较大，需要住院，但院内暂时没有床位，被送到急诊；那里人满为患，患者只能坐在他人丢弃的木箱上。而她的爱人刚刚过世，这也是引起咯血的重要原因；显然嘈杂的急诊室不适合稳定她的病情，她需要安静。在她坚决的要求下，我同意她回家休息。我们相互留了电话。她并没有打过来，而是我每隔2小时打电话了解她的咯血情况。幸好当晚咯血就止住了。

她从中年起就是我的患者，三十多年过去了，我们彼此都在慢慢地变老。在我七十岁生日时，她亲手为我用山羊绒（开司米）织了一件镂花的开身的毛衣，这是我收到的来自患者的最弥足珍贵的礼物。在毛衣中夹着一张纸条：祝您健康长寿！

我的同学是儿科医生，她总是将自己的电话留给患儿家长。这引起了做教师的儿子的不满，因为在电话中，她会与家长反复地谈论病情，不厌其烦地交代一些需要注意的事项。通话时常不是简单、明了、干脆，而是赘述、重复。本来家中住房面积就不宽裕，通话过频、时间过长，影响了儿子的备课和孙子的学习。由于在同一医院中工作，常有见面的机会，她会向我抱怨家人不理解自己的工作。

"新生儿高热，体温控制不住，就会发生抽搐；癫痫的孩子，持续发作起来，会有生命危险；还有哮喘不缓解，也不能掉以轻心……年轻的家长不要说从容应对有危重病情患儿的突发事件了，连基本的育儿经验都缺少……"她的语气中充满了对于患儿无私的牵挂和仁爱！

在生活中，她不是追赶时尚和新潮的达人，但她却是在手机上市时，第一批将其买到手的。她很欣喜地说："这样就方便多了，省得影响家人！"她的手机中储存的大都是患儿家长的手机号码。有时在家属宿舍的楼道或院子里，看见她长时间地打手机，那必是与患儿家长们在联系。她用手机发短讯，比年轻人还要快。她常自豪地讲："熟能生巧，这是练出来的！"因为她置办手机及通话的费用，全部是自费，但她从来没有向人提及此事。不少家长反映说："您的手机比打120还应答得及时！"

担当与风险

我当医生是从事了高风险的职业，每每遇到棘手的病例，特别是当熟知的"关系户"得了我并不擅长诊疗的疾病却找我帮其拿定治疗方案时，就犹如进了"雷区"一样。此时的我往往必须高度警觉地全力以赴，不敢有半点儿懈怠和闪失。主动大胆地挑战"雷区"而做决策，要有敢于承担风险的魄力和经受艰险历练的决心。

多年以前，一位耄耋老人发现慢性肾病，而且已进入肾衰期，来咨询我是否进行透析的治疗——老实说我是呼吸科医生，可顺理成章地以此为借口，不发表意见，或者可以将治疗意见说得模棱两可。可我不能这样做，她对我来讲不是一般的患者，她是我最尊敬、热爱的我的中学老师。她是一位献身教育事业的勤奋、正直的教育者，坦荡无私、专业精湛的人。常言说"师徒如父子"，良知告诉我：必须主动地进入"雷区"！

经过多方的了解，并与中医进行了探讨，鉴于她同时患有高血压、冠心病，我建议她暂不要做透析，请中医进行治疗。其实这不是建议，而是替她拿主意。为了了解中医治疗的效果，她定期到门诊找我，由我开出有关肾功能检查的化验单。一是为了了解病情的进展情况，二是方便她就诊的同时减少在院时间，防止交叉感染。如果身体有了不适的情况，比如上呼吸道感染（简称上感），我会在电话里与她进行沟通，指导她如何服药。经历过几次很严重的上感，她竟安然地过了关。

我之所以考虑采用这样的治疗方法，确实是从老师的具体情况出发的。她并非是单一的肾病，目前肾功能的衰竭，与她身患高血压、动脉硬化有关。如果采用血液透析，可能会出现一些相关的问题：心脏的负荷、感染、凝血等；此外老师是空巢家庭，仅有的一个女儿，一直在国外工作，难得回家。每周2～3次的频繁的血液透析，对老师来讲，不单单带给她身体、精神的负担，连无形中累积起来的经济负担也不容忽视。我深知这位患者的特殊性，我的治疗方法不仅仅是建议，而是为她今后晚年的生活拿主意。我希望她能过得有尊严、活得高质量，不要将有限的精神和体力，消耗在往来于医院的焦虑、苦闷、压抑的窘境之中。

应该讲老师是一位依从性很高的患者，虽已是耄耋之年，但头脑清楚、反应敏锐、逻辑清晰。她严格按照医生对她的要求规划自己的日常生活，她有着极强的自控能力。这也使她有余力从事不少丰富晚年生活的活动。她依然凝聚着已经退休的大批学生。学生们交流信息、探讨社会热点。可以讲是他们自发组织起来的十分活跃的"文化沙龙"，老师就是那个轴心。她学会了使用电脑，与周围人交流起来更为便捷了。

然而，近日，老师因频繁感冒，肾功能明显恶化，正在筹备着进行透析；我自己不由地进行了反思，我为老师制定的治疗方案，是否有不当之处。什么事情都是赶早不赶晚，也许早透析会比晚透析好！我没有预想到，数年后，会有如此沉重的思想负担和压力，无形中对老师总有种愧疚感。同学们都在商量，老师家中没有人照顾，大家可以轮流值班。其实这些人也都已进入了老年。我暗自想也要进入排班的名列。

不久，老师打电话来，告诉我：市三级甲等医院的顶尖级肾科专家会诊，认为老师目前采用的治疗方法是最佳的。在近十年的时间里，生活质量很好，应该说是一份不多见的病例。考虑到年龄的问题、基础病的因素，透析的过程中会出现不少的并发症。因此同意继续目前的治疗方案，再进行一些药物的调整，暂不做透析。我知道老师是将会诊的结果最先告诉我的，还没有来得及告诉在国外的女儿。我知道她的良苦用心，是要减轻我沉重的心理压力和思想负担。其实我应该早就做好了这样的准备，既然敢于承担，就要毫无愧色地面对风险！

类似的故事并不鲜见一次，突然接到一个电话，是位农民作家打的，他的语气显得十分急促。他告诉我，县医院查出了他有冠心病，需要放支架，想征求我的意见。我们仅偶尔在作家协会组织的活动中见过面，印象中他是一瘦老头儿。我问他体重有没有增加？他讲变化不大。在电话中，还了解了他每天活动的情况，他也是耄耋之人，早已退休。每天晚饭后，要走五六里路，心脏并没有什么不良反应。

我说：第一，体重不要再增加；第二，运动继续；第三，不用放支架！这可不同于误入"雷区"、身不由己，见了"雷"就得挖！如果饭后能走五六里路的老人，即使有冠状动脉硬化，也早已形成了丰富的侧支循环，为什么要做创伤性的心脏手术——放支架呢？再说了，花费当然也要考虑，可这是不该花的冤枉钱！

事后，我并没有看见过他，但辗转从其他的朋友听到关于他的消息，他身子骨十分硬朗，晚饭后散步走得更远。十年来，每逢年终岁末他会打来问候的电话，声音若洪钟。"地雷"所带来的恐慌可以算是消除了。

拦下即将飞往广州的患者

还没有到开诊时间，一个中年男子急匆匆地打开诊室的门，探进半个身子："开始吗？"他满怀期望地问。

看我已打开电脑，他自动地坐在诊桌旁，解释说："我是1号。今天我还要飞往广州，时间很紧……"

我看他手中的是1号挂号单，点头默认。

他迫不及待地说："……大概有一年时间左右，嗓子不舒服。"他用手摸着喉咙，"有时说着话就会憋住气，讲不下去了，这使我感觉十分痛苦。可有时我爬两三个小时的山、走两小时的路也不心慌气短。在省里医院看过，做了不少检查。"他从装有 CT 片的大塑料口袋中，拿出了一摞杂乱无章的检查单报告。肺功能、胸片报告、CT 报告、血气分析……

我花了点时间，将这些报告单按日期分门别类地整理了一下。我发现最近的半个月，他在北京就去过 3 个三甲医院，不仅重复了以前做过的化验，还做了一些新的项目，均没有发现异常。但我却没有发现有关耳鼻喉科的检查记录。"你去看过耳鼻喉科吗?"我问。

他犹豫了一下，赶忙从包里又拿出了一个医疗本，里面还夹有一些报告单。"耳科另有一本诊疗手册!"

我认真地翻看了本里的记录，里面已有不少的医生写下了自己的意见。最后一页是市三甲医院的耳科专家看的，还附有喉镜检查时拍摄的彩色图片。报告上赫然写着:咽喉部未见异常。沉默了片刻，我在斟酌怎样表述，患者才能接受我所得出的诊断……

他显得有些局促，竟自我解嘲地抢先说:"耳科教授拍着我的肩膀说，小伙子，我保证你百分之百的没有病!"

我笑了，忙不迭地说:"再加上我的一个百分之百!"

他木然地瞧着我，脸上的表情十分复杂:失望、疑虑、高兴。

我耐心地就自己的诊断做了如下的解释:"你出现的说话时突然气憋，无法透气的症状，不但让你觉得痛苦，而且还伴有焦虑甚至恐惧，使你不安，干扰了你的正常生活，这些情况都是客观存在的。但是通过了多次的大医院和医生们的检查，肺部并没有发现器质性的病变。日常生活也证明了这一点，你可以爬两三个小时的山，可以长途散步，从没有发现过心慌气短的现象；作为呼吸科医生，我认为你肺部没有病，通俗讲就是既没有长东西，也没有发炎。如果想解释你为什么会出现这些令你痛苦的症状，你应该对自己最了解，要认真地留心，在什么样的情况下容易发生，比如情绪激动、紧张、兴奋甚至疲劳。倘若你的生活没有规律，睡眠少，抽烟、嗜酒……都可能成为上述情况发生的诱因……"

他两眼盯视着我，没有讲话。

"这些令你痛苦的症状的减轻和控制，其实都掌握在你自己的手中，不用服什么特殊的药物，更不需要手术治疗。"

"我想去广州，请那里的院士看一看。"

这时我才恍然大悟，他急着要飞往南方的原因竟是……我顿时无言以对。

突然他显得有些不知所措地看着我，似乎是在征求我的意见。

"我想打一个比方，如果你有一个上小学的儿子数学很差，你是去学校请数学老师补课呢？还是到科学院请院士当他的辅导老师呢？"

他笑了。"荒唐，请院士补是大材小用！"

"你现在就是想干这样相似的事情！"我毫不客气地说："老百姓看病理应是去医院找医生，去科学院想解决什么问题？有些院士确实是当医生出身的，一旦当了院士以后，会有很多的社会工作，大多数都离开了临床岗位，看门诊不会是他们的主要工作。你从山西来北京，而后又去广州，旅途的劳累会增加你身体的不适。花钱也许于你来说不是问题，但即使花了钱，去了广州也未必能见到你想找的院士……"

患者在医院挂号时，存在着很大的误区，总以为头衔越多、越高的，医术就高，比如：院长、主任、博士、教授、海归……这是形而上学地看问题，两者之间并非绝对成正比。真正脚踏实地默默无闻地从事临床工作的人，是最可以信赖的人。但他们大多不声名显赫，要从患者的口碑中去发现。

"您不开药吗?"他试探着问。

我点了点头，推心置腹地讲："多年来医生习惯性地保护自己，特别是当下，医患关系如此紧张，医生更是不讲肯定性的意见，总是说可能性大，不除外……总之是为自己留后路。现在耳科大夫都做了百分之百的诊断，再加上我的，你应该是放心的。"

突然手机的铃声响了，他歉疚地向我致意，得到我的点头示意，他接听了。"把飞机票退了吧，回太原!"他说着冲我眨了眨眼。离开诊室时，他对我说："谢谢您!"

14 *vs.* 300

14 与 300 是两组没有意义的数字，如果后面冠以"元"，14 元 *vs.* 300 元，范围明显缩窄了，有了局限性，也就有了明确的涵义。这是近日在医院中，大家多谈起的关于挂号费的事儿。

实施专家门诊、特需门诊（特诊）数年来，我坚持看 14 元的门诊。主要考虑 300 元的特诊，患者经济上一般难以承受，且很多病并非看一次就可以确诊，挂号费叠加负担会更重。曾有医生因为没有看成特诊而愤愤不平，觉得自己的价值没有体现出来，怨我不能苟同，因为我没有将自己的价值用人民币来衡量。有人曾约我去做私人保健医，酬金优厚，我不假思索地一口回绝了。我不想将自己有限的时间，花费在一个人的生命健康上，这是本人无法承受之重。

看14元专家门诊时，我心平静如水。看完患者后，人人都能由衷地面带着微笑或道声"谢谢"，这是对我的最高的褒奖，有时我也会收到礼物。一个远在密云山区的患肺脓肿的女人，服药后，不仅高热退尽，黄痰明显较少，在当地复查胸片，阴影亦缩小；二次来京复诊时，提着自家树上结的核桃、栗子来看我。还有一位患咳嗽变异性哮喘的中年人，症状控制后，从西子湖畔带来自家茶园里采来的"龙井"。市面上出售的新上市的龙井茶，是无法与他带来的茶相比的，因为后者沏成的茶水中沁透着浓厚醇香的医患情。

有些患者觉得长期看14元的门诊也有负担，我就将他们介绍给年轻的医生们看。我深有体会，有时1元钱都可以难倒英雄汉！我曾自费赴美进修，身上所用人民币换来的美金每日只减不增。进修学者是不能随意打工的，因此每花1美元时都要精打细算，深切体会到了一分钱掰成八瓣儿花的真正含义。

医院内，正在酝酿着资深专家挂号费一律调整为300元。近来虽然CPI（居民消费价格指数）持续回落，但居民的切身感受却体会不深，物价满意度指数不升反降，65.7%的居民认为物价"高"得难以接受。而如果从专家挂号费来看，显然更是离谱儿：原来14元自费12元，现为300元全自费，涨了25倍！医院所在社区，并非是金领聚集的豪华区，亦非金融街，更不是垄断企业的驻扎地……居民多是京城的平头百姓。目前正处于物价"高"得难以承受、工资却又停滞不动的郁闷中，专家号却又腾空狂飙而起，那就只有望"号"兴叹了！

更令人费解的是，资深专家挂号费全部涨至300元，院内的资深专家数陡然较前明显增加，细究起来这可能与院际间的攀比有关。某院看300元的专家人数的多少，似乎可以映射出医院的医疗水平。其实这是面子工程，华而不实，患者难以得到真正实惠！

我在脑子里过了一下平日自己看过的患者，大都是工薪阶层、个体户、打工者、退休职工……他们之中很难有人能承受这高额的300元挂号费。我也曾设想过，如果实行了新的挂号方案，将会使许多资深的专家停止开14元的门诊号，而改开300元的，这样他们就相对轻闲地坐在诊室中，因为以前的老病号由于囊中羞涩，无法迈进看病的门槛，犹如牛郎织女一般，只有隔门相望了！患者渴望请老大夫看病，老大夫也并非想赚大钱，可偏偏横空打出了一个300元的大棒子，活生生地将鱼水情的医患关系打断了，令人费解。

挂的号犹如国家五星级的旅游景区的门票，进门票价不高，但想要详细游览里面景点，则票价飙升，许多游人只有无奈地止步不前！而医院是人一生中生老病死无法回避的地方，挂号费飙升这一现实，患者是难以接受的。

医疗改革的步子要迈得稳些、准些，不单单是自上而下进行贯彻；当今有关挂号费政策的出台，就深深地牵动着医患的双方利益，应该多听听他们的声音和意见。他们是医改不可或缺的基本群众，一刀切下去应该切中时弊，不要适得其反，更不要伤筋动骨——我们已经颇有伤不起的架势了！

三个蜘蛛痣

在我为他进行胸部检查时，刚刚将听诊器放在他的皮肤上，他说："我近来觉得非常疲乏！"这是他第三次重复这样的主诉，不得不引起我的注意。这时我发现他的右前胸有一颗红痣，虽外观不典型，但在按压它的中心时，向外辐射的红色条纹却消失了，说明那是一些浅表的微毛细血管——蜘蛛痣！脑海里闪现出了第一个印象。我没有进行听诊，而是认真地在头颈部的皮肤搜寻着，很快在颈部左侧，又发现了两颗，样子十分典型。

对于我的动作他并不十分了解，他解释说："昨晚有蚊子叮过，我用手挠了。"

我说："看到了被蚊子咬过的地方。"检查完胸部后，又请他躺到诊察床上，触摸了肝脾。肝不大，但却有叩击痛。呼吸科的患者通常是不被检查肝脾的。我向他解释说："颈部及前胸的小红点叫蜘蛛痣，临床上常见的原因是肝脏可能出了些问题，需要进一步检查。"

他显得十分紧张。"长东西了？"

"不一定！"我赶忙宽慰他说："需要做些检查，评估有关肝的情况。我为你开好各种化验条，有些检查只能预约，所以今天不能全部看到结果。肝病经过治疗后，那些蜘蛛痣可以随着肝损害的好转而消失。"

他焦灼不安的样子似乎有所减轻。"结果出来了以后，我还要来找您!"

"关于肝的疾病应该看消化科或传染科,这要根据检查结果的情况来定。你咳嗽、吐痰的症状是支气管炎造成的。我现在就为你开药。"

当他拿着开好的化验单和处方起身准备离开诊室时,他似乎仍有些疑虑,用商量的语气说:"我要有问题,还会来找您!"

"可以,只要我出门诊。"这是我习惯性地回答。

此后他并没有来过。一次,在医院大厅的滚梯上,有人大声喊:"李大夫……"

那是一个中年男人,我无法认出对方。他笑了,伸出了3个手指,说:"蜘蛛痣!"我立即想起了那个患者。其实近来我一直后悔,跟他失去了联系,有时脑海里常常会想起诊疗的情形。他告诉我现自己在消化科看病,化验已经正常了,疲倦明显消失了。临分手时,他还兴奋地说:"蜘蛛痣也没了。您说得很准!"

我笑了。"这是疾病恢复的自然过程。"

关于这个病例,我曾经过认真地思考,觉得应总结以下三点引以为戒:

首先,谛听患者亲口讲的主诉,即使他有浓重的乡音、甚至有口吃,不要嫌弃、厌烦,因为只有患者本人对自己的病,有着最深的切身的感受。任何人都不能代替,只能进行补充。

其次,仔细地进行体检,决不能只停留在问病开药的阶段。有些阳性体征的发现,有助于疾病的正确诊断。年轻时曾遇到过一个中年男性农民,主诉原来身体健壮,从事田间的各种劳动。但近日来发现体力大不如前,轻微劳动就引起心慌气短,已丧失了劳动能力。听诊时医生发现了心房颤动,但对于心房颤动的病因不清。请示上级医生，他听过我的讲述后，什么也没有说，径直走到患者的身后，用双手轻轻地分放在他颈部的两侧上，又用听诊器在颈部的两侧听了听；他依然没有讲话，只是示意让我重复他的动作。我如法模仿后，顿开茅塞。患者的甲状腺弥漫性肿大，两下有震颤并有血管杂音，甲状腺功能亢进并伴有甲状腺功能亢进性心脏病。由于忽略了颈部的检查，险些造成了误诊、漏诊！

再有，对疾病诊断知识要尽可能全面地掌握。近年医学迅猛发展，分科越来越精细，仅以内科为例，除分心血管、呼吸、消化、内分泌、血液等亚科外，每位亚科医生又有自己的专长，专攻的疾病范围十分狭小，犹如铁路警察各管一段。例如，内科亚科消化内科中还有幽门螺杆菌防治、消化心理、消化内镜诊治、胃肠动力相关疾病诊疗等专攻范围。然而，人是统一的整体，各个脏器间都有着紧密的联系。不单单是全科医生，就是一般的专科医生，除了自己所熟悉的专长的医学知识外，也应掌握较宽泛领域的疾病知识，这样做对临床工作的顺利开展会有帮助的，不妨打破"越是精专越高端"的概念。这一切都是为了更好地为患者服务。

关于人生的三个"3/10"

《道德经》第十五章中关于养生做过十分精辟的阐述，原文是：

出生入死。生之徒十有三，死之徒十有三；人之生，动之于死地，亦十有三。夫何故？以其生生之原。

其大意是：人出世为生，入地为死。长寿的人占 3/10，夭亡的人占 3/10，人因过分养生而采取不正当的方式，走向死路的占 3/10。为什么呢？因为对生活执著过度了。

现今，随着改革开放，物质生活的极大丰富及提高，人们具备了关注养生的主观和客观条件。打开电视，转换荧屏，时不时地会看见各路养生专家们在侃侃而谈；拨动录音机按钮，不时会有介绍保健品的透着关爱、柔声的广告流溢了出来；甚至在订阅的纸质传媒中，固定地夹送着如"生精固本"等彩色非法小报，令人弃之而犹恐不及……也许是职业的关系，我不仅对于养生之道兴趣索然，也没有投注精力进行有关方面的探究，更无精准的统计学数据的佐证。但我认为《道德经》中关于养生的三个"3/10"的提法，既不是凭空杜撰，也嗅不出商业的味道；而且我从自己的生活经验中，也得到了某种验证。

我姥姥的家族中的女性长寿，母亲与大姨是家族中的一头一尾，相差 18 岁。"文革"开始时，母亲已年过六旬，那时大姨应该是年近八旬。大姨是改革开放后去世的，虽然算不出她的准确年纪，但至少是已年过九旬。白洋淀水乡的家人是按着喜丧办的。大姨身材矮小，给我印象最深的是她那双不大不小的"解放脚"。概因虽经受了缠足的"酷刑"，却由于无法忍受折磨，半途而废，既未裹成"三寸金莲"，亦未能恢复原状，老实讲那形状不堪入目！人们也叫它们"白薯脚"，这俗称算是对她不遵守"妇道"的惩治吧！虽然外观不太耐看，但大姨却从中得到了实惠。她走起路来是一蹓烟儿，比"三寸金莲"快多了。

她虽然不认识字，但可以帮助老实巴交的夫君做买卖。白洋淀的人以织苇箔、捕鱼虾为生。妇女们都在家里织席，但她不仅不会织，更是不能静坐在一个地方。人道是"天生我材必有用"，她与老伴搭档，将妇女们织好的席子卖出去；用当今市场经济的话来讲，算是物流也好，中介也罢，她做起来还真如鱼得水一般。在不经意中，她像讲笑话一样，会给我们讲她的一些奇闻趣事。

做买卖的时候，他和大姨夫分开，迎着向集市走来的人们主动搭讪。"那个矮个儿戴草帽的老头，他的席子编得致密，价钱还实惠。我都买了一领了，这是替弟妹再去买一领……"其实她就是自家的托儿。正是她那双快步如飞的"白薯脚"，发挥了作用。不难想象出来，一个身材瘦小的上了年纪的妇女，在集市上，像走马灯似地上蹿下跳、四处游说。她经手的席子销路好，价钱略低，她推崇的是薄利多销的营销理念。在水乡的小范围内，她颇有些名气。后来她不仅在白洋淀地区，也到附近的县镇去活动。常常是不能一天返回，需要夜宿旅店。

一次，住的是通炕，人挨着人，用她的话来讲，就像玉米棒子上的粒儿一样、插不下脚。她来晚了，店主说："你有能耐上炕，我就给你地方睡觉！"他满以为给大姨一个下马威，她会自动打退堂鼓的。她竟愣钻了进去。钻进去以后，她说自己立即觉得像敲进墙里面的钉子，不单单是卡住了，动弹不得，连气都喘不上来，眼看就要憋死了。她突然用两手猛劲儿地挠了起来，不要说是邻近的人，就是隔着很远的人，都听见了"咔嚓、咔嚓"的搔抓声音。人们不禁问："你怎么啦？"

她故意大声说："我长疥疮了！钻心的痒呀……"。

话音未落，她的身边两侧犹如一阵风将高高的谷穗吹倒了一样，顿时空出一条空儿来……这一句话，让她睡了一个舒心的觉。原来疥疮传染，这是农村里众人皆知的常识。

大姨虽然出生水乡，18岁出嫁，生儿育女一辈子没有离开白洋淀，但她有比一般终老在农村妇女们更多见世面的机会。她不只自己在农村打拼，后来由于我的父亲发迹，在北京不仅置办了多处房产，还开了买卖，她会来北京小憩。但这里的生活留不住她，不会超过5天，她就走了。即使人在北京，也会念念不忘地说水乡的苇塘、鱼鹰、下的渔网里不知是否有鱼上钩，总之是人在曹营心在汉。真是来也匆匆，去也匆匆。在水乡的妇女中，她是一个胸襟开阔的见多识广的能人，婆媳、妯娌间相处得都很和睦。生活中，她没有什么特殊的嗜好，从不忌口。年过八旬，依然时常大快朵颐。晚年由于双目近乎失明，她不用筷子而是用手去抓，能吃得饱，似乎对她的健康影响不大。

母亲与大姨的境遇大相径庭，从小与家人一起迁到东北。她是在滨江县（现哈尔滨市）普及小学时读了书，初中没有念完，就辍学了。她所受的教育和后天的自学，使她能相当从容地对儿女们做启蒙和基础教育。她的生活经历犹如一辈子都是坐上了旋转着的翻滚过山车一样，很少有静下来的时候。一个贫困矿工的妻子，当过售货员、奶妈、保姆的逃过荒的女人，也曾挣过无法数数儿的钱，也就是如今常说的数钱数得手抽筋儿的富庶的日子，但她从没有看重过钱，不论贫富，多年来都保持着她的本色：日落而息、日出而作。虽然她可以使奴唤婢，但她都是自己动手：打袼褙、做鞋、做棉衣……一直没有脱掉农村的土气。她从没有染上任何抽烟、嗜酒、赌博的不良的嗜好，父亲抽鸦片，有时需要母亲在一旁伺候，那时吸鸦片是用烟枪，要在烟灯上调制烟泡。

她从没有动过要尝试一下的想法，能自动屏蔽毒品的诱惑。她说："这是为了孩子们。"其实在生活中，她正经受着来自父亲的家庭暴力，不单单是肉体上的折磨，还承受着来自父亲家族的重大压力。因为母亲生了九个女儿，没有男孩，李家的"香火"断了——这是父亲可以纳妾的名正言顺的理由。她本可能就此沉沦、萎靡、自暴自弃，甚至精神失常，但她的抗压能力是如此之强，令人瞠目！父亲一直在矿山上工作，职业也使他像一名云游四海的托钵僧一样。母亲带着女儿们生活，她从没有叫苦过。

在我当医生时，她从没有到医院看过病，只有一次，她需要到医院拔牙。而口腔医院与北大医院是近邻，我带着她在自己工作的地方转了转，她还不时地提醒我，不要耽搁了你的工作！

她是一个胸襟宽阔、快言快语、藏不住事情的人。晚年住在大杂院里，院里的下水道不通了、厕所堵了、水龙头坏了……她都会挺身而出，哪怕至少要走出两站路去，还需要横穿过复兴门内的大马路。这些事没有人委派她做，仿佛这是她应该做的一样。她是全院公认的"李姥姥"！就在她离世的当天的清早，她还为我蒸了一锅雪白的馒头——这是她拿手的绝活，一点也不比卖馒头的专业户蒸得差！

她常说自己是水命人，随便撒下种子，到了秋天就能收获。她走了，窗前种的丝瓜、宽扁豆角，硕果累累地悬吊在茎蔓间。至今闭上眼睛，都会涌现出栩栩如生的绿油油的画面。回想起来，母亲的一生是在随意中度过的，保留了可贵的乡土生活气息，早睡早起，粗茶淡饭，从不刻意去追求什么。她像一只勤劳的蜜蜂，很少有停歇，总设想每天都有做不完的事情，在等着她，而这又是她自己想做的。她哪里有时间去精确地用小秤儿，算算应该吃几两几钱的食物呢？她也没有闲暇，去数转动双膝的次数和学习扭动脖子、拍手的功夫。她说做好女儿们的后勤工作，是她的最大的愿望。后来她又看大了三个隔辈人，都是从伺候孩子母亲月子开始，直至孩子上了小学。她从没有抱怨过。其实这也是靠劳动吃饭，挣的是"保姆"费！

母亲与大姨之所以能长寿，可能因为家族遗传的特质，但她们自身的开朗、豁达，能顺其自然、清心寡欲的心态，不可否认，对延年益寿起了不可估量的作用。她们在不经意中拿捏好了生活的"度"，一辈子都保持了一颗平常的心，正因为如此，他们才是"生之徒十有三"的长寿之人！

顽固的后遗症——名字的困惑

我在1987—1989年去美国进修，再回国后，重办身份证时，由于工作人员的疏忽，将我名字中"薪"字的"艹"字头丢了。这给我的生活、工作带来了许多意想不到的麻烦、困难、不快，即使讲是灾难也并不为过！我本以为《名字的困惑》这篇文章是一个小结，谁料更繁复的纷扰、困惑竟接踵而至。

虽已退休十年，现仍在医院工作。突然接到人事处的通知，指出我现在手中所持有的《医师资格证》《医师执照》（简称"两证"）与身份证上的名字不符。这并不令我惊讶，因为这两证是在我去美国进修前颁发，证上是我的原本的名字，当然"薪"字是带有"艹"字头的。年轻的办事员打断了我的解释。"您现有两证上的名字，与身份证上的不符合。我们需要您写一份申请，重新办理。"当然他讲的话并非没有道理。就事论事，陈芝麻烂谷子的事再抖落了出来，也没有用。但我的心中着实不爽，这和我有什么关系！再说我有什么错？我明明是代人受过。当然办事员也是奉"旨"行事，我用不着跟他过意不去，一切照办！为了这事，我数次出入人事处，最后一次竟着实让我为了难。

"您需要送来医学院毕业证的原件！"

虽然是电话中讲的，为了表示对此事的重视，我又亲自去了人事处，并非是去送毕业证书，只是想当面做个解释。因为我是20世纪60年代初的毕业生，证书发了有半个多世纪，历经十年浩劫，以后又搬了几次家，每次都要淘汰、清理陈年杂物，早就没有了踪影。

他表示很为难。我感到十分不解，我是北京医学院的毕业学生，在这里读了五年大学，毕业后留校工作至今，半个多世纪以来，从没有离开过。即使没有了一纸毕业证书，还会有不少的佐证材料，再说老师、同学、学生、任何一个人都可以证明，难道毕业证是申请两证的独一无二的关键材料？我可以肯定地讲原件是找不到了，难道是非要仿制一个弄假成真？看到我面露难色，最终，他答应去翻看我的档案，试图找到可以用的佐证材料。

当然，新的证书决非一蹴而就地就能发下来，真是好事多磨。在一次去医院取药时，被收费处拦下，告知身份证与医保卡中的名字不符，当然又是出在"艹"字头上，这样就不能立即将药拿走，当时必须用现钱付清；用医保卡无法垫付，没商量。只得反过头来到人事处，再解决医疗保险问题。二十多年前，一位素昧平生的办事人员的粗心大意、缺乏责任感，在我的身边埋下了一颗定时炸弹，这时全面开花了。

后来医务处又来电话，原来两证的问题已转到了那里，这是必经的办事流程。这次是因为照片，在两寸、一寸、彩色、黑白的问题上，又折腾了数次。我这人最讨厌照相，概因长相不好看，再加上年纪大了，更不喜欢留影了。可能是自己横下了绝不为了两证再照相的决心，令办事人员反复在旧有的照片中挑选，使人十分不满。最后她勉强捡了两张，只是说："试试看吧！"

我的耐心也是有限的，立即表示："不成，就不用办了！"

她非常严肃地说："您现在在看专家门诊！"

"专家门诊也可以停了！"

她说："您虽已退休，但出专家门诊的名单不仅上报了医学部、卫生局……网上都可以查到。"

听她这么一说，看来本人无权决定取舍。我接受了五年正规的医学教育，在临床工作了半个多世纪，一步一个脚印走过来。仅仅因为国家办事人员的马虎、掉以轻心，就全盘否定我用毕生精力和心血争取来的资历么？而如今的办事人员又十分较真地审视、检查我所走过的每一步、每一个台阶。我替自己感到愤愤不平，也为这些办事人员惋惜。整个事件的始作俑者是一人所为，只要抄写名字时多一份责任心，多一份投入，不要轻易地丢掉什么，也不要随意地加上什么，就没有后续的一系列烦恼了；而如今核查事实的人员是否能变通一下，千万别拿棒槌去认针（真），白白浪费时间、人力、精力。我是耄耋之人，可能思想过于简单，其实处理我的两证事件是易如反掌的事情，只消在原有证件姓名处、"薪"字的后面，加"（新）"字，再加盖一级公章，就可以了。

第一篇·医事

但愿我的建议能最终被采纳吧！

医生应是播撒爱的使者

病情和人的面貌一样，没有两个是完全相同的，而且同样的病生在同一个人身上，由于发生的时间不同，临床表现也不尽全然相似。况且人是生物属性与社会属性的复合体，单纯生物属性的人是没有的，除非是植物人。威胁人类健康的已不再只是生物因素所致的疾病，还有与心理-社会环境因素密切相关的病因引发的疾病。随着近年来医学突飞猛进的超速发展，横空出世了多若繁星的先进仪器和检查手段。仪器离患者越来越近，从他们的身上取的血、活体组织越来越多，可医生与患者的距离却仿佛越来越远。万不可让患者可以回忆的来自医生的温暖越来越少，只有冰冷冷的仪器和刺入皮肤后的吸血的针管……

患者住院数周后出院，说不出主管医生的姓，更不要说名字，至于谁是住院医生、主治医生、主任就更难分清了。有些医院里医生们不仅看望患者的次数少，每次时长也都很短。门诊由于客观条件所限，医生简单询问患者后，大多不进行体检，随即开出一系列化验单……出现这种大撒网、广播种的检查，是由多种因素造成的：医生的自我保护意识、晋升亟待要发表的论文中需要详细的观察指标……但不要忘记了，医生绝不只是在治疗一种疾病，而是在医治世上独一无二的、一个个活生生的、有血有肉的、有感情的、正在被疾病折磨的人。好的医生，不仅研究疾病也应研究生病的人！

　　老一辈的医生们告诫我们，一个医生不管他的本事多么高，他对患者病情的了解是无限度的、无止境的。对任何一个患者，我们都不能说我们的认识是到极限了，不需要再观察了。我们开始接触患者，搜集了许多资料进行分析，在分析的过程中，又会发现新的问题，再去了解……我们对疾病的认识，就是在反复探求中深化，这反复的过程非常重要。因此患者既是我们服务的对象，也是我们深入了解认识疾病的老师。

　　已故中国小儿肾脏病学的奠基人——王宝琳教授为我们树立了良好的榜样。她是一位医德高尚、知识渊博、治学严谨、技术一流的 20 世纪的海归学者。那时医疗条件极差，设备、药品都极其缺乏，而患儿们的病情却都十分危重。她带领着一只抢救队伍，靠着过硬的基本功及强烈的责任感，用一颗慈母的爱，不分日夜地守护在无法用语言交流的患儿身旁，仔细地观察着他们的病情的点滴的变化。她还亲自称量腹泻患儿的每次大便的重量，检验其中丢失的电解质，并从中总结出了科学的补液方案，将那时重症消化不良的病死率，很快就降至 1% 以下，这可以讲是创造了那时的医学的奇迹。

　　无独有偶，不久前在深圳龙华人民医院重症监护治疗病房（ICU），医生们曾成功地抢救了一名因车祸造成肝破裂大出血的男性患者。推入 ICU 时，血压 47/30mmHg，体温 35℃，血红蛋白 44g/L，病情危重，命悬一线。家属已不抱太大的期望了，但 ICU 的医护人员并没有放弃。他们紧紧地守护在患者的身旁，除有人观察记录生命体征外，另有人定期检测学中的凝血因子、电解质的变化，全体人员奋战了 24 小时，共输液 23 000ml（其中仅血浆

制品就高达 8500ml）！经过了一昼夜的奋战，患者竟然睁开了眼睛
——可谓是用爱创造了奇迹！这样的例子不胜枚举。

临床上也曾发生过另一类让人发指的事情。医生到外地做心脏旁路移植（搭桥）手术，术后患者出现了严重的并发症。由于手术医生只短暂停留即返程了，结果延误了并发症的处理，患者去世了。诚然手术本身存在着两种可能，失败和成功。但如果术者能守候在患者的身旁，严密地观察、监测，经历了为发生并发症的患者竭尽全力进行救治的全过程，即使最终仍然失败了，却可以告慰死者，对于家属也是一个负责任的交代。从中总结出宝贵的临床经验，或许能使今后可以免于重蹈覆辙！

敬畏生命是医生应具备的第一品格，外科医生如果没有了对人性的尊重，手术刀与屠刀将没有任何区别。医务工作是直接为人民服务的一项崇高的工作。一个纯粹的医生是以良心和尊严播撒爱的使者，对于每一个患者的服务，是一次完整的实践，也是一次全新的实践。让我们牢记：大医精诚，医者父母心！

最后引用古罗马诗人奥维德讲过的一句箴言：爱会产生一种强大的有治疗效果的能量，爱可以使世界转动，尤其是来自医生的爱。

误报“飓风”之后

走进诊室共三个人：一位年轻女性，穿着羽绒服、脸色通红、急性重病容，一位年轻的男性和一位瘦高的耄耋男人。

我告诉他们："患者请坐在这儿！"女人坐下了。"家属仅留一位了解病情的。诊室小，仅还有一只凳子。"

两个男人都没有要离开的意思。

"爸，您到走廊去坐一坐！"女人有气无力地说。

老人十分不情愿地转身离去，在关门的一刹那，我看清了一张蜡黄的、愁容满面、双颊还有泪痕的脸。我的心头一震。

患者头脑清醒，显然体力不足。由男人代述：五天来高热，曾拍胸片，报告上写"左上肺片状阴影中有 $2cm \times 3cm$ 团块，密度稍高，边界不清。性质待定，需 CT 进一步检查。"

当我在看片灯上，仔细阅读胸片时，男人说："什么时候做 CT？做了以后就能明确那个团块的性质？！"

"那是不是癌？"女人怯生生地问。

补问了病史，有咳嗽、吐黄痰，体检，左上肺有湿啰音，再查看以前的血常规结果：白细胞计数 13×10^9 /L、中性粒细胞百分比 82%……我说："当前首要是把体温降下来。我的印象是肺炎可能性大！"

男人问："可能性大？但也可能是其他的！"他瞄了女人一眼。"我们做 CT 吧！"

"她现在发烧，CT 检查需要预约，一周内可以做。如果一定要尽快明确诊断，不如再拍一张左侧位胸片，几十分钟以后出结果。做 CT 不仅需要时间长，接受射线量大，花钱也多！"

患者腾地一下站起来，说："那就拍片吧！"

我想了想说："刚才听诊时，我发现你身上出了很多汗，拍片须要仅穿内衣，怕你再着凉了。等治疗几天，体温下降了再照……"

她十分坚决地说："不，就现在吧！等不了了。我们家都人仰马翻了——母亲眼泪不断，父亲一夜未眠，今早3点跑到门诊来排队、为我挂号。不能再让他们为我提心吊胆了！"说着她竟无法抑制地抽噎着哭了起来。

我赶忙为她开了拍胸片的单子。离开诊室前，再三叮嘱一定要擦净身上的汗水，再脱衣服……

我在接诊另一位患者时，老人手中提着X线片的袋子，直冲了进来，还来不及打招呼，就深深地给我鞠了一躬……在场的人都愣住了。

"您说得对了，不是瘤子，是肺炎。我代表全家谢谢您！"

我想起了那为了女儿早上3点排队挂号的老人。急忙停下手中的工作，接过X线片，放在看片灯上，加照的左侧位胸片，明显地看出那"团块"的阴影均匀地分布开了，显然是正位胸片上阴影的重叠。胸片上出现的是典型的肺炎征象。我如释重负。

当下由于医患关系日趋紧张，医生每日工作如履薄冰，唯恐由于自己的疏漏而会招致横祸。因此，要小心行事，为自己编织好一个防护网，免于无妄之灾。而影像学常常出现的团块、小结节等，更让医生们成了惊弓之鸟，抱着宁可信其有，而不信其无的宗旨完成工作。凡有类似情况者，通常采用如下字眼儿：阴影性质待定、癌症待除外、定期追踪……但医生有没有换位思考过，这样写对患者及亲属会产生怎样的影响和后果，真犹如误报的"飓风"一样，在人们的心中刮起了惶恐、不安、痛苦的"强台风"，用将要发生天崩地裂的纷扰来形容并不过分，但这并非是绝对不能避免的。

医生在诊治患者时，能做到将心比心、换位思考，而不是首先想到如何保护自己不会受到来自患者的挑剔、责难甚至是攻击，这面临私心与仁心的较量。能够这样做，医生要有承担风险的勇气；改变医患间的现已激化的矛盾，应该要从医生做起，这样，日益尖锐化的状态，会渐渐舒缓下来。

该轮到我值班了

今年的中秋节与国庆日的假连在一起了，长达八天。上级要求放假期间必须设有值班的医生，而已经有好几位医生表示了有休假的想法，还要离开北京。科秘书在排班时犯了难，但我表示自己可以值班——其实是该轮到我了！毕业后就分配在北大医院工作，至今已有半个多世纪了。刚工作时每年都有寒暑假，为了能外出较长时间体验生活，还要将假期积攒起来。两次进藏时不仅将周末值班叠加，甚至当天上了夜班，一早就乘坐从北京飞往成都的飞机，为尽快进入西藏争取时间。应该说医院的领导和同事们给了我很大的包容和支持。现在年纪大了，没有外出的打算，也该轮到我值班了。

八天长假，我要上四个班。

一个任务是院外会诊，我极少干这种活儿。我将会诊大致归为两种情况：一，负责会诊的医生，在某疾病领域确有独到之处，故会受邀。二，扮演个角色，安慰患者及家属、缓解医患间的紧张关系。而这两种情况我都不太颤长，但在长假中需要有人补台，那就没有商量的余地了。事先，谈好仅看一位患者，没想到看了三位——如果时间允许可能还要看呢！患者的情况大多属于第二种。由于是补台，会诊并没有进入市场经济，被会诊的患者不需要交费。我觉得看一个是看，再加一两个也无妨。作为一名资深的医生，节日期间看看生重病的患者，无论对于患者或家属都是一种精神上的慰藉，这对于我来讲也不枉此行。此外，看到值班医生们兢兢业业的工作态度我十分感动，配合他们向患者和家属做些工作，真正体会了临床年轻医生的疾苦。

国庆值班，大厅里排队挂号的虽不如平日多，但打开电脑后，待诊的患者已排满了。第一位是穿着腈纶棉袄的女青年，戴着帽子；这种装扮与金秋十月的节气十分不相称，而且她是在两个人的簇拥下走进诊室的。最初的一瞥，从她那红红的面颊看来，是一位高热的而且十分虚弱的患者。问诊后得一周来体温一直在 $39\sim40\ ^{\circ}\mathrm{C}$ 之间徘徊，长假前一天来诊过。当时医生开了化验单、胸片，并嘱患者八天后开诊再来检查。家属埋怨说，哪里等得到八天呀！高热一直不退。检查了患者，又查看了她手中的化验单，大部分当天都可以做，而且还可以立等结果。胸片也可以照。长假期间医生可以休息，但病患的事情不能抛置脑后；难道医生在休假前，不主动了解医院各项工作运转情况？难道想当然以为自己休了长假，医院也要长期停工了？医嘱也不到位，疾病的发展不能等，犹如森林的野火一样，要想方设法地将它扑灭。结果患者的胸片为肺炎。我将患者收入了医院。

每次值班都有要加号的，要在平时，我会劝他们去急诊或者其他的诊室问一下，但现在是长假，他们来加号，肯定是有急需解决的问题。特别是哮喘的患者，药物的断档，会诱发或加重病情，我希望帮助他们平稳、安然地度过长假。

一对老夫妇十分焦虑地、急煎煎地走进诊室，还没有坐定，两人就抢着说。当搞清楚老先生是患者时，我就请他先讲。

"我刚刚拿到体检单。您看这里关于癌的检测，有两项超标。可明天我就要去英国，到底还能不能去？"

这是一张关于癌的标志物的检查，七项中有两项标有升高的箭头。

"如果需要进一步检查，我们就取消行程了……"老太太在一旁补充说。

我冲他们摆摆手，说："用不着，这两项是略有升高，并不代表您的身体里患有了某种癌症。你们准备去多长时间？"

"两个月。"两人同时回答。

"回来后，您再做一次这两项的检查，观察是否有动态的变化。从目前的情况看，没有什么大问题，你们放心地去吧！"

两人如释重负地离开了。

八天长假眨眼的工夫就过去了。但看过的患者，却清楚地刻印在脑海之中了。

医生的无奈

患者手中仅有一份成册的体检记录，没有统一规格的医疗手册。我请她坐下来。她还没有开口，我将体检记录翻到了胸透检查，结果为：

右上肺有一结节，左中叶有一圆形影。建议去综合医院进一步做 CT 检查。

"你没有拍胸片!"

"是的。"她十分肯定地说,随即问:"今天可以做 CT 吗?"

"先拍胸片,再下结论,不要忙着再做进一步的检查。CT 检查应该先预约,今天是周六,这样拿到结果最快要下周左右。我考虑最好先拍一张胸片。现在采用的是数码技术,清晰度较高,一般病灶大都可以显示,一小时后可以看到结果。此外拍胸片比照 CT 价格上要便宜,而且接受的射线也少了许多!"

患者同意了,我开出胸片申请单。

当我将拍好的胸片放在看片灯上时,和我预想的结果一致:右上肺有一块径长约 2cm 的球形阴影,边缘光滑,为结核球;左侧为乳头影。"你不必过虑,肺里不是长东西了。"看得出来,她的眉头微皱,满脸的疑云并没有消散。

"是不是应该再做 CT 检查?"她问。

"我想没有这个必要了。"但是,她依然没有要离开的意思。

"这样吧,我再请一位资深的教授为你审读胸片。"我立即写了一张纸条,给位老教授看。这位老教授每周二上午到影像科,为年轻的医生答疑解惑,我趁此机会,请他会诊。我再三叮嘱她,一定要早一点儿去——教授已年过八旬,身体健康情况欠佳,现在是努力坚持在临床第一线工作。

周二上午,我正在为患者开处方,一位女士走了进来。

她提醒说:"我是上周末来过的,是您推荐我去找老教授……"

我赶忙问:"见到他了?"她点了点头:"他的意见和您一致!"

"那就不用再做 CT 了!"我说。

她突然将背后的手放开了,原来手中提着一只装着 CT 片子的大塑料口袋。她嗫嚅地说："我做了……"

我觉得十分不能理解，讲话时颇有埋怨的意思："我不是讲得十分清楚了吗？"

她的声音更低了："我真后悔。我做的是加强CT……'"

"为什么是加强的？"我实在不能理解，可能声音十分高亢。

"听说这样的检查，照出来最清楚！……"她吞吞吐吐地说。

"加强CT是在发现肺部有问题后，进一步检查淋巴结有无转移的情况才需要做，对你没有这个必要！"

"我真后悔没有听您的话，不单单是钱花得多，主要是我对打的药过敏。拍完片子后，我晕倒在CT室，被抢救了几个小时，才清醒过来。加强CT的结果和您与老教授的意见一致"。她的脸上流露出愧疚和歉意。

我无言以对，只是心中觉得愤懑。个别社会舆论方为医务人员塑造的形象是，追求利益的最大化、进行过度的医疗及检查；我想这样的情形是存在的，但也不能一叶障目、以偏概全。在临床确实也真真实实地存在另一种情况，如同我所遇到的女患者，他们不信任医生，把医院当成了市场。他们只要最贵的，甚至不惜冒着牺牲自己生命的风险，但他们不要最好的。我希望大家能从这件事中吸取有益的教训，要相信医生，不要道听途说，要知道：最贵的，不等于最好的。

"谢谢！"——最高的褒奖

从医已有半个多世纪了，也会有郁闷、纠结甚至是懊恼的困扰，但每当听到患者发自内心讲出的"谢谢"时，一切不愉快立即冰消雪融、风吹云散。这句话是患者给我的最佳馈赠，令我终生难忘。

一位中年男人，猛地推开诊室的门后，向我深深地鞠了一躬，喃喃地说："谢谢您!"我顿时愣住了。见状，他急忙从口袋中，掏出了一个皮夹，从里面取出了一张纸，放到了诊桌上。那是医院十多年前用过的现已废弃不用的处方。背面画着一棵栽在地面上的大树……

"这是您画的。我在十年前因为咯血看病，您诊断为支气管扩张。我找您看病之前也去了不少的大医院，医生们都动员让我手术。您画了这张图，清楚地为我讲了什么是支气管扩张。还告诉我，由于我的两肺都有病，不宜动手术，保守治疗为好。您也给我讲明了生活中应该注意的事项……十年来，我生活得很好，现在仍然在工作，是您给了我这宝贵的机会。我是特意从东北来看您的。我们全家都感谢您!"

说实话，直到他离开诊室，我都想不起十年前的事情来。不过，那张草图是我画的却不容置疑。我常把肺的结构简化成一棵种在大地上的树，左边有两个杈儿，右边有三个，表明左肺有两叶，右肺有三叶；树枝越分越细，直至树叶，而叶片就表明是人的肺泡，进行气体交换。而将这棵树齐根儿截断，倒着看，就如同在我们的喉头下的支气管树。如果患者的某一部位发生了问题，我就会截取一个断面，将这个部位放大后再进行解释，其目的不外乎是希望患者对于自己的疾病有一个比较形象的认识。此外，在治病的过程中，我有一个优先考虑的原则：什么东西都是原装的好，对于人这一点也适用，能不做手术的就不做!

他特地从千里以外的东北跑来，就是要向我说声"谢谢"，让我感到了这份褒奖厚重、深邃的含义，是绝不可以用货币的多少来衡量的。它是使我这耄耋之年的人，继续工作下去的永不枯竭的动力。

一位年近八旬的老人来看病，仅是轻微的感冒。开药后，我叮嘱她："像这样的病，以后只要在社区拿药就行了，不必到医院来。这儿挂号、候诊、取药都需要排队，社区不仅方便，药价也相对便宜些！"她拿到处方后，并没有立即离开，认真地对我说："其实我是替人来的！"

我怔住了，环顾四周。莫非是还有其他的人来看病！

"不！"她急忙解释说："我是受人之托，一定要了却他的心愿——来谢谢你的！"她讲述了事情的经过："儿子因为发热、咽痛、脖子痛来看病的，你为他做了详细的检查，告诉他患了亚急性甲状腺炎。这病本不属于呼吸科，由于当天是周末，没有内分泌科的医生，最早下周一有专科大夫！其实儿子已经买了飞机票，要外出开一个十分紧急的会。你为他开了检查和对症的药物，叮嘱他如果体温不退、症状加重，一定再来医院。庆幸的是服药后病情很快得到了控制，没有耽搁开会——对他来讲那是一个十分重要的会议。儿子一直想亲自来谢谢你，但找不到双方都合适的时间。我就来了！"

细想起来，自己并没有为患者做什么了不起的大事情，却令他无法释怀的感激，还要年迈的母亲特意代为表达。只不过我们这些人，都经过内科亚科多年的实践，一般的常见病，处理起来并不困难。近年来由于分科越来越细，却为患者的看病带来了不少的麻烦。老人真挚的表达，也深深地触动了我。

第一篇 · 医事

一位患哮喘的姑娘，发作期已控制。她说："大夫要我来再做肺功能……"荧光屏上显示的是自费。经了解情况，她是来京打工的，没有医疗保险。目前症状已控制，肺功能没有必要做了，她所吸入的药物也可以减低浓度和用量，药费可以减去一半以上。此外，我将每片近 10 元的抗过敏的药物，改为已在临床应用了近半个世纪的国产药，每片不足一角。我向她详细地讲解了换用新药的理由和可能出现的副作用，嘱咐她有情况变化要来门诊。她拿起了处方，认真地看着，走到门口，突然地转过身来，眼里噙着泪水说："我在北京打工每天挣的钱不够买药的，这回省多了……谢谢！"

对于从医多年的我来说，从不同年龄、身份、性别的患者口中，发自内心的一句"谢谢"，就是对我工作的肯定，也是对我工作的最高的褒奖，胜过了一切金钱、荣誉。而我所做的，也只不过是尽了一个医生应该尽的职责而已！

医者父母心

一位女患者看我的门诊时，手里拿着一本北京协和医院的诊疗手册，这本是老旧版本的，现今早已不再使用了。我忍不住认真地翻看。不足 20 页的薄薄的小册子，承载着呼吸内科罗慰慈教授，和一位普通患者间的弥足珍贵的情深厚意。诊疗本的纸页虽已发黄，但却平整、洁净、一尘不染，没有缺页、折痕、卷边儿。不难看出患者对它的珍惜、爱护备至。诊疗手册上的字迹娟秀、工整，记录言简意赅。首诊年份为 2001 年。

这个不足 20 页的小册子，记录着罗教授为一位普通患者看病 10 多年的情况。

当时罗教授写道："根据病史、体检、化验检查，印象支气管内膜结核可能性大，建议支气管镜检查。"由于协和医院就诊的患者多，患者是晋北县城的下岗职工，不能在北京停留太久，罗教授建议患者回当地检查。当地医生武断地推翻了支气管内膜结核的诊断，因此未做所建议的检查，也未进行抗结核治疗，导致病情进一步发展，形成了支气管狭窄、肺不张。

罗教授的特需门诊号（特诊号）是 300 元/次，普通专家号 14 元/次。北京卫生局规定，看特诊号的专家，每周必须出一次普通专家门诊。罗教授一直坚守着这项规定，而且他总是让患者仅看一次特诊，然后就让他们转入自己 14 元的专家门诊。

这位女患者说自己从未挂过罗教授的特诊号。为了保证这位远道而来的下岗工人看上病，罗教授特为她发了一张两寸见方的名片，上面打印着罗教授的名字和出普通专家门诊的时间。10 年多来这张名片成了患者的"预约通行证"，每次都能顺利地挂上罗教授的普通专家号。如今，这张通行证虽已失去了作用（罗教授已不再出门诊了），但她却将它方方正正地贴在了医疗手册的扉页上，纪念罗教授浓浓的仁者之心。

我想，罗教授自制的挂号标签决不仅此一例，坊间早有流传。北京协和医院的号贩子十分猖獗，罗教授却用自己的方法与他们抗争着。

患者发自内心地说："我生了病是不幸的事，可我遇到了罗教授，这是我的幸运。在我走投无路的时候，他给了我重生的希望。"谈起罗教授来，患者的感激之情溢于言表。

　　记得当她第一次来看病时，我奇怪地问："为什么不继续找罗教授看呢？"她遗憾地说："他年纪大了，快 90 岁了，已经停了门诊，我和他通了电话——他早就将家里的电话告诉了我，这样联系起来方便。"患者说，"我到你们医院来，是罗教授介绍的。"

　　相比之下，自己深感汗颜。我几乎不把自己的电话告诉患者。这一切多是从自己考虑的，总觉得该想的、该说的、该做的，自己都尽力了，如果再发生了什么情况，可以来医院随时就诊，没有普通门诊还有急诊呢！工作时间以外，那是属于自己支配的时间，不希望被别人侵犯。但有时我的脑子里会定期回放当日看病时的情形，主要是为了检查自己在诊疗工作中有无疏漏，以便总结经验。我由衷地感谢罗教授给了我一次学习和受教育的机会。

　　当今在很多人的心目中，医务界似乎浸透了"铜臭"，医院里的陷阱仿佛无处不在……医护人员带给人们的温暖的回忆越来越少了。医圣孙思邈在《千金方》中写道："人命至重，有贵千金，一方济之，德逾于此。"罗教授正是这一古训的践行者，是当之无愧的白衣天使！

掀起患者的上衣来

　　作为呼吸科的医生，绝不能只听完患者的诉说，就立即开出检查单，甚至是处方。不少患者发牢骚，甚至抱怨：肺部情况有的大夫连听都没有听，方子就开了出来；也有人说，听倒是听了，不过只听前胸，没有听后背……显然患者们对于医生仅使用问诊的方法诊病，并不十分认同。笔者从事临床工作多年，切身感受到为患者进行认真细致的体检，是正确诊治过程中不可缺少的重要环节。从以下的案例中，我汲取了深刻的教训和宝贵的经验，愿与同道们分享。

例1，老年女性，高热、昏睡。由于时值隆冬，诊室内温度低，不便解开衣服，仅将扁头听诊器，塞进患者的衣服里听呼吸音。两肺干、湿性啰音，心律不齐。拍胸片示肺内除有感染灶外，右上肺有一巨大的圆形占位病变。印象：肺癌伴阻塞性肺炎。白细胞>2×10^4/mm³，血压80/50mmHg。看诊医生认为她病情危重，向家属交代了预后，凶多吉少。主要是征询他们对治疗的意见，如果积极抢救，很可能导致人财两空，但家属态度十分坚决：不考虑经济问题！这样就将患者挪进了重症监护室，在为患者安置监护仪器的导线时，必须解开她那紧贴胸部的小棉背心，一看竟吓一跳：在患者右侧背部的外上角，发现了一块圆形的大膏药。原来老人近日因右肩关节剧痛而贴上去的，由于病史没有详细询问，医生并不知情。后揭掉膏药，再在床旁拍片，胸片显示：巨大的圆形占位病变消失。后经积极地抗感染治疗，患者转危为安。

例2，女性，50岁，咳嗽已数月，咳少许白痰。当为患者进行检查时，发现左侧乳房的外上角，有一栗子大小的肿物，坚硬、不活动，触摸时有痛感。追问病史，乳房肿块有2年，近来增大迅速并有疼痛感。乳腺癌的印象可以确立，建议立即外科手术。目前呼吸道的症状可能是与乳腺癌并存，也可能是肿瘤已向肺部转移。在临床中，我曾遇到过两例有着相似情况的女患者。

例3，女性，70岁，肥胖，主诉左侧胸部外侧一阵阵剧痛，与喘气无关，无外伤史，亦无咳嗽、咳痰等呼吸道症状。为患者进行检查前，我思考着可能的诊断：胸膜病变？心脏问题？肌肉软组织挫伤？但当患者将胸部暴露后，答案立即揭晓：在她的背部的左侧及腋窝下，有几粒散在的、隆起皮肤的红色丘疹，用手轻轻地触摸后，患者即疼痛难忍，这是带状疱疹，俗称"串腰龙"。此病大都发生在免疫功能减低的人群。年岁大的不少人，都曾有过患病后，如刀割样钻心剧痛的切身感受，得过一次后，终身难忘。如果不撩开衣服检查，怎么能够发现红色的、沿着肋间神经走向分布的疱疹呢？显然仅凭问诊是无法做出正确的判断的。

例4，男性，40岁，气憋，消瘦，外来务工者。发热2周，左侧胸痛。患者胸廓扁平，右侧肋间隙狭窄，身体稍向右倾。左侧胸腔积液体征，拍胸片后证实。但引起胸腔积液的病因不明：肿瘤？炎症？结核？我又补问了病史，他年轻时曾患过右侧的结核性胸膜炎，虽经抗结核治疗，但不系统也不彻底。这样首先考虑为结核性胸膜炎，理由是患者系来京务工者，生活条件差，体力透支严重，结核病治疗不彻底，这都是导致结核病又一次复发的诱因。我没有为他安排做进一步检查，如果查血中癌标志物、CT、胸水中找癌细胞等除外肿瘤，不仅要花数千元，为了等化验结果，还需要1～2周；不但花钱，接受了大量射线，而且延误了治疗，可以说是有百害而无一利。我直接采用了抗结核治疗，也为他抽了胸水，减轻呼吸困难的症状；治疗后，很快患者体温得到了控制。不久，他转至居住所在地的结核病防治所，可以享受免费的抗结核治疗。患者为此特地来医院，向有关部门对我提出了表扬，认为医生是用最快、最省钱的办法，为他找到了病因。我想，认真为患者做体检，是这一快捷的、有效处置的基础。

临床中发生的例子不胜枚举。总之，医生要耐心、细致地为自己接诊的患者进行体检，这绝不是单单想博得他们对自己的好感和信任，而是我们确实能在操作的过程中，发现有助于做出正确诊断的依据。

"隔岸观火"和"设身处地"

到医院看病的，不管看哪科，也不论是急性病、慢性病，大多会有一些不安、紧张，甚至是恐惧。医生、护士们由于成年累月地从事着相同的工作，早已适应、习惯了。这样就常常会遇到求医心切的患者，碰上了不温不火的慢郎中，患者自然是叫苦不迭。

一位中年男性患者，在推开诊室门的刹那间，最先引起我的注意的，是那带有尖锐的哨笛音般粗壮的呼气声；特别是在他移动脚步时，这声音格外响亮。当他坐定在凳子上以后，我对陪同的妻子讲："他应该去看急诊，那里……"

"去过了，那里接诊的都是小大夫，他们建议到门诊来检查、确诊。"她将诊疗手册放到桌子上，里面记录的内容并不多。她又掏出了一叠厚厚的检查单子，补充说："有些检查结果还没有出来！"

我将检查报告单，按时间顺序捋了一下：胸片、计算机断层扫描（CT）、肺功能、激发试验、血气分析、血清免疫球蛋白 E（IgE）、过敏原的检测……

第一篇·医事

妻子带着明显不满的情绪抱怨说："一直都在做检查，钱花了不少，还没有定论……到底是什么病？医生讲在没有诊断清楚前，不能随便用药……"

患者坐定、镇静后，哨笛声明显减轻了，我才有可能向他了解诊病的全过程。家族史中母亲有哮喘病，患者有吃海产后皮肤出现荨麻疹的病史，以及过敏性鼻炎史，肺内布满哮鸣音。虽然现有的检查结果中，还没有检测出有支持哮喘的直接诊断的依据，但在我的脑海中关于患者的诊断已有了初步的印象。我建议他去检查血的嗜酸性粒细胞计数，立等可取。只需花 2 元钱。

患者拿着化验条半信半疑地问："这 2 元钱的检查，就可以做出诊断吗？"

"你已经做了这么多的检查了！"我预测嗜酸性细胞可能明显增高，这样就可以下哮喘的诊断了。不过，在检查结果还没有出来以前，我尚不能过早地就下这个结论。

在下一个患者还没有看完时，他拿回了化验结果，正如我事先所料的一样——嗜酸性细胞计数明显高于正常。根据家族史，母亲有哮喘病，患者有过敏性鼻炎、荨麻疹史，这都说明他是过敏体质；现在体检两肺布满哮鸣音、血嗜酸性粒细胞计数明显增高，这都是诊断哮喘的极有力的佐证。

我为他开了醋酸泼尼松，每片 0.05 元。起始剂量 4 片/次、每日 1 次，3 天后递减，开了 40 片，花了 2 元钱。4 天后，他又回来复诊，这次是悄无声息地走进来的，脸上还露着笑容。没等我开口，他就说："当天回去吃了 4 片药，下午就明显减轻了。晚上睡了 10 多天来第一次的踏实觉。我开始减药了。"

妻子问："他预约的皮肤试验，还需要继续吗？"

"没有必要了！因为他现在已经服用激素了，这种药对于检查结果会有影响的。"我想当前治疗目的主要是止喘，白猫、黑猫，只要抓住耗子就是好猫。病情控制后，愿意检查，再去寻找过敏原。患者也同意这个意见。治病最主要的是首先将患者从痛苦中解救出来，这应该作为最优先考虑！

一位住院的晚期癌症患者，伴有大量右侧胸腔积液。在病床上辗转反侧，只能半坐位，身子要向前倾，已经持续多日。家属找医生，得到的回答是医生外出开会，不能来看患者，更不要说完成任何让患者减轻痛苦的措施了。病房中也有其他大夫来巡视过，由于不是主管医生，谨慎起见，只答应代为转达给主管医生。

门诊也会碰到胸腔积液的患者。要想看一次门诊就明确胸腔积液的病因，是有困难的。但门诊严格规定了抽胸腔积液的时间，每周仅有两个下午。如果患者来诊时刚好错过了，就需要忍受憋气、呼吸困难折磨的痛苦，坚持到下一次。但如果下次抽胸腔积液的人预约已满，还要顺序延长、推迟。要知道这绝不应该是像等公交车一样，因为患者在忍受着肉体的折磨和精神上的煎熬。有些患者的胸腔积液量并不多，但尽早地抽出来，可以有利于疾病的明确诊断，及时进行治疗。治病如救火一样，应该是刻不容缓！

在救治患者的过程中，常常令我自然地想起"隔岸观火"的成语。虽然不一定每次都能秉承像奔往灾区救援一样赴汤蹈火的献身精神，但至少要做到设身处地、换位思考，想尽一切办法为患者解决病痛。这样，医患关系紧张的局面，才不会愈演愈烈；解决矛盾的主动权，应该说是由医生掌控，因此医生要有所担当！

"您为什么不出特需门诊？"

门诊的老患者们在看病时，常常会向我提出相同的问题："您为什么不出特需门诊？"

"如果我出特需门诊，恐怕我们就见不上面了！"我说。

他们大都笑了。我看的患者，大部分是工薪阶层，其中有不少人是已经退休的。由于有慢性呼吸道疾病，几乎每月都要来一两次。如果有急性发作，来的次数还要多。如果每次都要掏300元的挂号费，对他们来说无疑是无法承受的。这笔钱在他们每月有计划的生活支出中，都占着一定的份额。我也曾设身处地地想过，如果是我，我会怎么做？我们之间不仅是医生和患者的关系，我们还是相识多年的老朋友，我们是看着彼此变老的。对于他们的病我非常熟悉，有时很长时间没有看到他们，我会身不由己地产生某种淡淡的思念，甚至是忧伤……唯恐他们发生了什么不测。偶尔我也会有特殊情况，不能按时出诊，他们也会多方打听我的情况。这种相互间看不见的、摸不着的、扯不断的联系，不应该被300元钱阻断了、隔绝了！

有人讲看300元的特需门诊，体现了一位医生的价值，我不能苟同这样的观点。首先，我个人的价值不能用金钱来衡量，这绝不同于娱乐圈里艺人们的出场价，那数字令人瞠目，我既不羡慕也没有奢望。其次，医生的德行与操守，绝不能用衡量市场中商品的方法来计量。虽然当下医生的职业前景并不被人们十分看好，但我却笃信这是一个崇高的行业。毕竟由于自己的尽心竭力的救治，饱受疾病折磨的患者转危为安，获得了健康，延长了生命。这一结果所带来的深远的、触摸不着的影响，无论如何都不能用具体的数字来衡量。

一个医术精湛、高超的大夫，应该是用最短的时间、最简单的办法，省钱、省时地为患者做出正确的诊断。对症下药、药到病除，需要临床大量病例的积累、实践；中国的医生若比美国的医生临床经验丰富，是与长时间的大量的实践有关系的。专家门诊接触患者的机会比特需门诊要多，这也是提高医术的绝好机会。医生也不能倚老卖老，而是要活到老学到老。倘若用自己多年来积累的经验技术去"寻租"，谁给的价儿高就卖给谁，那就玷污了"医乃仁术"的古训。

另一方面，有时很多病，特别是疑难病例，并非看一次就能得出正确的诊断的，也许需要看两次、三次，甚至更多。君不见有的患者以原因不明收入院，住院数月后，出院时医生结论依然是待诊！我不是为自己从事的行业辩护，当今医学仍有不少尚未被人们认识、解决的难题。如果挂 300 元号的患者，是勒紧裤腰带来的，势必抱着极大的期望；我怕自己辜负了这种信任，再给患者添堵，仿佛忽悠了他似的。况且这 300 元对于改善我的经济状况亦没有多大的补益，何必呢！

我个人感觉，看普通专家门诊时，医生和患者之间是平等的，是平起平坐的同志、朋友，至少在我这一方没有任何的拘束、顾虑；特需门诊则与之有所区别，会有被"赎买"了的感觉。对方花了高价儿，虽不能说是颐指气使，总使我觉得十分不自在、难伺候，在我看来，诊病的过程会相当紧张。无独有偶，院内有我类似的想法的大有人在。放射科的任全敬教授是我的老师，他早就有资格出诊 300 元的特需号。但有时遇到难以定夺的 X 线片、请他会诊时，他连普通专家号都不让患者挂，尤其是来自偏远郊区农民的。他总是说："看看片子，怎么能就要钱呢！"

如果有些患者心里十分不落忍，他会辩解说："我这人喜欢搞清一些疑难病例！"虽然他已年过八旬，满头白发，身患强直性脊柱炎数十年，还罹患冠心病，但他依然会亲自拿着片子，与相关的大夫商榷、斟酌。一位早期结节病的患者，他仅从胸片改变，就下了诊断，患者未再做任何检查；由于治疗及时，三个月后痊愈。也有同类疾病的患者，在其他医院被误诊为肺部肿瘤，不仅经过了各项痛苦的检查，还经受了几个疗程的化疗，大大摧毁了人体的免疫功能，还花了不少的钱，这两位患者的结局真是天壤之别。

说句题外话，我觉得临床中的疑难病联合会诊还是可取的。我的一位老朋友，因多天来发热、诊断不清，看遍了京城多个三甲医院，还住过某医院的特需病房一个多月，出院时，依然是发热待查；后经联合会诊，CT 室教授看过片子后，一锤定音——多发性骨髓瘤。明确病因后，医生有的放矢地进行治疗，延长了他的生命。

洁身自好的医生们

近日媒体爆出了某跨国医药企业在我国进行商业贿赂的丑闻。

在坊间虽不能说引起惊人的震动，但还是又一次掀起了对医生们的审视、热议；因为在外资企业行贿的过程中，他们是无法忽略的重要的环节。有人信誓旦旦地说："现在还有哪位医生敢站出来，拍着胸脯讲我是干净的……"言外之意医院是一个大染缸，"天下老鸹一般黑"！这种观点，恕我不能苟同！

其实最有资格对医生们进行评审的，是那些在行贿链条终端的医药代表们。他们亲身实践能够证明且告诉世人，医生中确有一尘不染的。虽然这些医生冷落了自己，但从内心来讲，行贿者还是十分敬重这些恪守医德操守的人。我院中医科马大夫就是其中的一位，她从医已过了半个世纪，家住得很远，每天搭乘部队大院进城的班车，七点就会来到医院。对于患者她不分贫富贵贱，态度谦和可亲，工作兢兢业业。她诊室的门上虽没有贴着"谢绝医药代表进入"的门禁，但这些人会自然止步、望而生畏。她为了节约时间，长年来养成了带饭的习惯：稀饭、青菜，十分简单。她从不参加任何饭局。

退休后，除在医院出专家门诊外，还到医院所负责的社区医院，每周定期去门诊工作。虽已是耄耋之年，动过多次手术，身体并非十分强壮，但她仍然坚持在临床第一线，默默地奉献着。

当今手机虽不能说人手一只，但现在手机十分普及了，有些企业在职人员还可以根据职务，每月报销通话费用。儿科马大夫是1961年北京医学院的毕业生，退休后她有了手机，手机是她在行医的工作中，不可或缺的工具。通话费，当然是自理。

仅举一例。8个月大男婴，低热1周，有上呼吸道感染症状。检查时，患儿正处于呕吐中，囟门十分饱满（怀疑颅压高），有脑炎可能。联系住院，被告知暂无床位。安排患儿在门诊完成静脉滴注药物治疗后，嘱再去儿童医院。与家长互记了手机号——事后她讲之所以这样做，是因为孩子小，病情变化快，放心不下……

家长来电话告知，儿童医院医生诊断上呼吸道感染，开了多种中成药，患儿呕吐不止。通话中声音显得十分焦虑，带有哭腔……

下午母亲抱着患儿又返回到了医院，找着马大夫事先为患儿安排好的诊病的专家，最后住进了病房为他加的床位，结果还算圆满。但整个事情在运作过程中，马大夫做了大量工作：了解下午出诊专家的名单后，详细交代了病情，并提出了住院的建议；住院期间家属多次向她咨询，甚至一些重要的脑部核磁检查结果，都要与马大夫商量。最后诊断：患儿有先天脑部发育异常，脑实质已有损伤。此次上呼吸道感染诱发了颅压增高的症状。于是，马大夫告诉家长，诊断已明确，进一步的治疗就由主管医生负责了。年轻母亲听罢，声音立即哽咽了。"我们是刚从外地来京工作的，举目无亲，只有依靠您了……"

马大夫的手机成了"袖珍电子档案库"，又增添了一个号码。

还有放射科的任大夫，现已84岁。在我市开展特需门诊以来，他从没有出诊过300元的号，不过他完全有这个资格。他坦诚地讲："仅仅看几张片子，于心不忍！"现在索性连号也不让患者挂了。他不仅仅是年迈，且身患多种慢性病；上小学时就患上了强直性脊柱炎，随着年龄的增长，心脏、眼睛等也相继出现了问题，但现在仍坚持在临床一线工作。每周定期来门诊为年轻医生答疑解惑、为临床其他科室审读疑难X线片。请他看过片子，心里踏实，因为他仔细、认真、果断、敢于担责。最典型的例子是：内科的结节病，通常需要多种化验，如抽血、活检、拍胸片等，才能确诊的，虽非罕见病但也不算常见病。他先于内科医生开出的一系列化验检查前，仅凭一张正位胸片，确诊结节病早期，使临床医生能尽早地为患者进行医治。时下胸片、CT 片报告中，流行的火爆用语：肺部小结节性质待定，令患者色变；但在他的眼皮子底下，很多检查是不必要的，他不厌其烦地请患者再带来以往保存的 X 线片，认真地揣摩、对比，做出明确的诊断。有近 50% 以上的患者，因得到他的确诊而不用再做任何痛苦的检查——支气管镜、肺穿刺、胸腔镜等，并消除了被戴上癌症"帽子"的困扰、威胁。

他们都是默默地勤奋工作的医之"仁者"，在众多的医务人员中，也绝非凤毛麟角。

关于"加号"……

顾名思义，医院内所讲的加号，即医生在完成应看病的人数后，又额外加的号，也就是超额完成的病例。不同等级的医师，规定的诊治患者数亦不相同，看患者的多少是与医生的职称成反比的，即年轻住院医生看的患者要多些，主任医生则相对少些，老专家可以量力自报。每个单元，我就挂 10 个号。呼吸科医疗工作的特点是需要当场看患者所带来的 X 线片和 CT 片。拍照的时间跨度常常达 10 年以上，颇要费些时间，有时还需要花些功夫给患者做些解释和交流。当然这 10 个号并非固定不变的，在下列情况，我会斟酌为患者加号：

年老体弱者；老病号，病情熟悉，特别是体质差的；本院职工。

加号后工作量大了，时间必然会延长，由于年纪的关系，有时会感到有些吃力。关于加号，我会控制在 2～3 个，因此常常会引起患者的不满。当然自己掌握的加号标准，也绝非恰当、正确、无懈可击的。有时竟出了意想不到的偏差。

一位中年女人急匆匆地冲进了诊室，打断了我的工作。"我是本院职工，请给我加个号！"

看着她的脸十分陌生，应该承认院内一拨拨地换上来很多新人，难得有我熟悉的面孔。我还是慎重地问："你是哪科的？"

"妇产科……"她脱口而出。

我院妇产科与门诊大楼的位置在不同地段，相距两站路。我思索了片刻，为她加了号。过了一会儿，有患者拿着加的号来看病时，我觉得她显得年轻了许多，诧异地问："刚才是你来加的号吗？"

她迟疑了片刻说："不是，那女人讲她可以为我加号，要了300 元！"

原来是号贩子明目张胆地进行欺诈，我竟眼睁睁地被她骗了，觉得十分气愤。自己不去看300 元的特需号，没有想到骗子不用费吹灰之力，就把钱掠夺走了，害得患者多花了冤枉钱；我觉得十分懊恼、愧疚，心想再要加号时，一定要擦亮眼睛、格外小心。不能加号的情况下，向大多数没有挂上号的患者做解释，虽然不能讲全是欣然接受，但大多数还是表示理解、给予支持，但也有些人竟发生了意想不到的龃龉，还遭到了指责、申斥……

一次，我正在与一位来自农村的患者进行沟通。他有浓重的乡音，叙述病程十分困难，还有一位中年男人陪同。一位90后女青年，提着厚厚的一大袋子，装在不同颜色的，标有CT、MRI字样的大塑料口袋，急煎煎地一头闯了进来，鲁莽地站在我和患者狭窄的空间中，带着哭腔讲："医生，救救我的父亲！"

我被她莽撞的举动吓到了，呆呆地看着她。

随即她将提着片子的手，高高地举到我的面前说："请帮我看看这些片子！"

这样的举动就越发让我不解了，这儿是门诊而非急诊，病情急重且需抢救的患者，应该去急诊，而不是看以前照的片子。片子并不能反映他目前的情况，我必须要看到患者……

我忙问："患者是第几号？"

她略显迟疑回答："我没有挂号！"

"患者在哪儿？"

她支支吾吾地讲不清楚，看来患者并没有来。我心平气和地讲："急重患者应该去急诊进行抢救。想要看片子，应该去放射科，那儿也有专家号。我现在正在看患者，不能为你看片子。从最基本的规则来讲，你没有挂号，患者根本没有来，你不应该打断我的工作！"

但她似乎不能接受我的解释，我的工作无法进行下去，只有请值班护士协助，将她请出了诊室，我才得以继续被她强行中断了的工作。不一会儿，她又怒气冲冲地进来，在我的诊桌上放了一张纸条。由于忙于为患者体检，顾不上去看，陪同患者看病的家属先看过后，气愤地说："她才没有做人的基本道德！"

静下来，我看清了字条上歪歪扭扭的字迹：你没有医德！

我无言以对。

"你会打我吗?!"

清早推开诊室的门,发觉有人跟进来,警觉地回头,是一个高大魁梧的年轻人。他急忙边向我展示手中粉色的挂号条,边讲:"你先开一张胸片单子给我!"声音十分急迫。

离开诊尚有近半小时,我习惯事先做好准备。"电脑还没有打开……"我说。

他抢着说:"我知道,你先给我开!"他急煎煎的样子,真是刻不容缓。

我没有时间向他多做解释,急忙穿上白大衣,戴上口罩,打开电脑……这时他又走近诊桌。一切准备就绪,我会提前看诊的。看了他的挂号条后,我心平气和地说:"您应该按顺序来,去候诊大厅的分诊台前,划卡后,等待叫号……"

他陡地提高了嗓音。"你怎么不明白,我是最早来找你的,就是想让你开张胸片单子,怎么就不可以呢?!"显然他已经失去了耐性。

其实我的内心也极不平静,心脏狂跳……我认为他没有需要优先开单子的充足理由,我竭力控制自己,凭经验不要与他进行任何无谓的争辩。最后告诉他:"就是我开出了单子,其他部门也没有上班呢!请你还是按顺序来!"随即请1号患者进来。

他恶狠狠地说:"你有说废话的功夫,单子早就开出来了!"

说罢转身离去。

当我按顺序请他进来时，详细地看了他的医疗手册，得知两周前，他患了肺炎。

我说："你除了需要拍胸片以外，还需要再查血的化验。"

他不解地问："为什么？"

"你的血化验中有一项检查显示感染的指标CRP（C反应蛋白）81（mg/L），高于正常（0～10mg/L）；这是肺炎是否痊愈的一项重要的指标，应该一并检查。"我又详细地向他讲解了进行检查的途径。"同一楼层交费；先去下一层抽血，最后拍胸片！一小时后，再来找我。"我觉得对于他必须认真叮嘱，否则他会先去做自己认为重要的胸片，那样会延长诊病的时间，因为验血结果出来，要比胸片更长！

九点多钟，他兴冲冲地提着胸片口袋，拿着化验单回来。胸片显示炎症已吸收，CRP结果也正常。

我认真地对他说："年轻人，如果刚才我满足了你的要求，提前开了胸片，等你回来后，依然要再重复做CRP，这样你需要重新排队交费，再取血……看病时间会明显延长。"

他看着我，连连点头。

我突然说："能问你一个问题吗？"

"您说！"他脱口而出。

"你会打我吗？"

他那堆满笑容的脸，突然僵住了，这问题颇有一种令他猝不及防的尴尬，为了掩饰这种被人窥探到了内心的秘密，他"嘿嘿"地干笑了两声。连忙说："怎么会，怎么会要打您……"

我注意到他的双手不自然地相互揉搓着，内心显得很不安。

我已得出了答案，他有要打我的一闪念……

我正在电脑上点击下一个患者，听见门把手在旋动，他已经走到了门口，但却没有开门的声音。我抬头望过去，只见他直直地站在门前，面对着我。"谢谢，请您多保重！"语气中充满着感情，十分诚恳，这是我得到的一份十分珍贵的礼物。

当今个别地区医患关系已紧张到剑拔弩张的程度，愈演愈烈。若不改变，矛盾越来越激化，医患双方虽身近在咫尺，心却相距千里以外。大家一定要坦诚相见，特别是医生要成为以良心去播洒爱心的使者，用仁爱的温度去融化已铸成的坚冰！

护士们的纠结与郁闷

在临床工作中，有经验的老护士胜过一名实习医生。此话毫无夸张的成分，因为他们在实践中摸、爬、滚、打，耳濡目染地掌握了纯熟的技术，有些并非能从书本中得到的。这不单单是指护理方面的打针、摆药、换床单等具体的操作，就是在手术室、ICU中，他们也绝对是不可或缺的主力军。但在实际临床工作中，他们常常不仅被忽视，甚至，遭欺侮、殴打……

儿科X护士，在门诊分诊台叫号。一位中年男人匆匆跑过来，冲她嚷："我的孩子抽风了！7号诊室大夫让你尽快联系住院。"X立即向身旁的年轻的护士，交代了一下自己手中的工作。用笔记录了孩子的年龄、性别、一般情况，急忙与病房联系。儿科床位十分紧张，特别是神经科。打了几个电话，对方回答都是无床。

这时患儿的母亲抱着孩子从诊室里冲了出来。患儿开始又有癫痫大发作，双眼向上斜，口吐白沫，父母慌作一团，连连大声喊："抽了！抽了！"

X护士虽然也十分着急，但也只得告知实情："我院病房无床位。"

中年男人急了，在他看来，孩子抽搐了，就要收住院，怎么会没有病床呢？他凑近分诊台，用拳头凿在X的头上，而她正在思考下一步该怎么办，没有思想准备，头都被凿懵了。她用手捂着头，强忍着泪水，找到了看病的医生，向她汇报了情况，后经大夫与主任联系，让病房加床，患儿总算住进了病房。但X护士心里觉得颇为郁闷、纠结，自己一直恪尽职守在尽心尽力地工作着，没想到竟会遭到痛打，自然愤懑的心情难以平复。她向有关部门反映了情况，希望能够有个说法儿。不久得到上级的回答：患儿家长说没打。事情就这样不了了之了。

在当前医务人员被伤害的恶性案件层出不穷的大背景下，这虽是一件不起眼的小事儿——被打的X并没有造成严重的伤害，但这一记重拳却是一种无形的深彻肺腑的、触碰不着的侵犯，会长久地烙印在她的心灵深处，她的心在流血！事件发生时，在岗的护士们都亲眼目睹了这一事件，因而不要小看了它的影响，护士们的人格都受到了重创，他们本是无辜的，内心在流血。

该医院的管理部门，在处理此事上显然是不够积极的。事情很容易查实，家属尚在医院内，他应该对工作人员进行道歉，因为找到他并不困难。这绝没有任何讹诈的意思，只要唤起打人者对医务人员应有的尊重和理解。而上级部门为了息事宁人，多一事不如少一事，屈从于强势者，而忽视了对医院职工的关爱和保护。这种行事风格恐怕是要助长了医患关系的歪风邪气，令硝烟飙升。轻者拳打脚踢，重者刀斧伤人！

另有 Y 院扩建了新的门诊大楼，护理部以轮训护士为名，将工作了二十多年的神经科护士，调入内科分诊台进行分诊，将内科护士又调入神经科。他们中有的已年近半百，对自己的科室的专业十分熟悉，干起工作来也是轻车熟路，事实上在今后不长的工作时间里，只有更好地精益求精，用不着再开辟第二个专业了。虽然他们多次向有关部门反映，但对于他们由衷的诉求，却无人问津；这令他们十分苦恼，这是对护士的专业不够尊重，将他们看成可以被任意搬弄的棋子，没有将其看作具备了护理知识的专业人才。试问，如果有二十多年经验的脑外科医生，会突然将他调入普通外科、去做胃肠吻合术吗？而且美其名为轮转，难道不觉得荒唐吗？上级部门的安排是否有些独断专行呢？

在医患矛盾中，见诸报端媒体的恶性事件，多以医生为受害的主体，其实护士们受的伤害并不亚于医生们。在白衣战士的队伍中，护士的方阵是不可或缺的一个重要的组成部分，而当下这一方阵正在减员、缩小，甚至已有了溃散的趋向，这是值得有关部门的关注和重视的。

医生要更贴近患者

一位耄耋女患者，由女儿推着轮椅进了诊室，刚刚打开诊室的门，就可以听到呼噜呼噜喘气声；她体态十分臃肿，挪动不便，我没有让她从轮椅上下来，而是将诊室的圆凳移开了。她出气粗重，无法讲清自己的病史，由女儿代述。一周来咳嗽、吐黄痰、气喘，不发烧。我为患者进行了检查，建议查血常规。

女儿关心地问："要不要拍片子？"

"暂不需要。"我解释说："因为她不发热。我想行动不便的老人，尽量少折腾她。拍胸片还需要脱衣服，影像室的温度较低，再说让她站在荧光屏前，应当是不小的负担，你在一旁帮助也会感觉十分吃力的。"我讲清了理由后，家属没有异议。

当我开出化验单时，女儿准备将患者推出诊室，突然讲："我妈这两天小便非常急，常常来不及上厕所，就尿裤子了！"

"还觉着尿道不舒服，烧得慌……"患者在一旁搭了腔。

严格地说，在当下三甲医院科室分工十分精细的情况下，这应该属于泌尿系统的问题，可我们年轻时都是从全科医生实践过来的，这是典型的女性尿路感染的症状。再让她去挂肾内科，不一定有号了，挂上了，还要等很长时间。我随手开了一张尿常规，叮嘱患者女儿："要留中段尿，化验才准确！"

一个多小时后，女儿推着患者进来了，手里只拿着验血单：白细胞高、中性粒细胞亦高。我问："尿常规呢？"因为一般情况尿化验比血简单，应该先出报告。结果被告知患者还未做尿常规，这样患者就需要再等等了。女儿终于将母亲推进诊室，气呼呼地，手里拿着尿条，埋怨道："真不像话，化验尿的地方，患者和大夫吵了起来。一位和我妈年纪相似的老太太，来医院三次了，化验了尿常规，又做了三次尿培养，还做尿细菌的药物敏感试验，这次愣说她留的尿不合规格。家属和他们撕了，说他们拿八十多岁的老太太开涮，来医院三次了，钱花了不少，药还没有吃上一片呢！最后把门诊部的负责人都找来了，这样就耽搁了时间……"女儿突然问道："我妈是不是需要做尿培养？"

"不需要。"我脱口而出，随即解释说："女性由于尿路的解剖构造的特殊，很容易发生尿路感染，年纪大了行动不便，更增加了这种机会。尿培养的结果大多是大肠杆菌，但需要时间等培养结果，再做细菌的药物敏感试验，无形中等待治疗的时间拉得就更长了。要是等药物敏感试验出来再开药，至少要一周以上，不仅浪费时间，延误了治疗，还花了更多的钱……你说的出现纠纷的患者，具体情况我不了解，因此不便作任何评论。"

老太太痛苦地皱着眉头，赶忙摆手说："不做尿培养！"女儿立即说："咱们听大夫的！"

看了尿的化验后，我说："患者目前除有肺部感染外，还有尿路感染，双重感染。"

女儿建议："输液吧！"

"老人如果能吃药，还是首选口服。输液对于她来说弊大于利，输液时患者们都集聚在一起，她的身体抵抗力差，容易交叉感染；而且输液限制了她的活动；费用也会相应地增加。我为她开一种广谱抗菌药，兼治呼吸道和尿路感染，一天只需要服用一次。一周后，临床症状好转，可以到社区医院复查血和尿，那里比较方便。"

我又叮嘱患者："你要多喝水，就像水池子脏了，要打开水龙头冲洗一样。还要保持大便的通畅，解完大便后，擦的时候，一定要从前往后，不要从后往前！否则会容易引起尿路感染。"我又详细地做了解释。女儿听了以后，恍然大悟，若有所思地说："还真没有人讲过这方面的常识。"

当女儿准备推轮椅离开诊室时，老太太突然身子向前倾，我唯恐她会摔下来，上前扶住了她，她用两手紧紧地抓住了我的手，我感到了那双手的厚实、粗糙、温暖。

"谢谢您！谢谢您！"她那浑浊的眼睛里闪烁着泪花。

中国的"日瓦戈医生"

我连续两天坐在王文治教授的病床旁，听他讲述自己的往事。

我们同是北京医学院医疗系的毕业生，他所在的班高我两级。但由于学院太大，在上学期间，我们并不相识。毕业后相继分配到同一医院，他在外科，我在内科。由于工作中，特别是科与科之间的会诊时，有过接触。但知之甚少。随着时间的流逝，还是有所耳闻的；王大夫为人正直、工作认真、严谨，对患者很负责任。

我到他病床旁时，他已有月余未进食了，一直靠开放的静脉输液，维持生命。他因为患结肠癌晚期，肝、脑等多处器官转移，今日刚刚做完脑部最大的转移瘤的γ刀切除术。此时，他的思路清晰、语言有条理，情绪虽然平稳，但在动情之处，也会热泪盈眶。由于滴水不进，讲话多了，口腔会十分干燥，舌头难以转动，他的爱人迟大夫，会用沾湿了的棉棒擦拭他的口腔，才会岔断他的讲述。

他是从自己的出生地山东淄川开始讲述的。他有一位永远让他铭刻在心的慈母，从小母亲就以岳飞《精忠报国》的故事教育他，要求他……

听着他的讲述，让我自然地想起苏联作家、诺贝尔文学奖获得者，帕斯捷尔纳克所写的长篇小说《日瓦戈医生》。他与书中的主人翁日瓦戈有着惊人的相似之处：都是外科医生。外科手术的实践，使他们养成了对人、对事的近于苛刻的严谨、客观、冷静的态度、勇往直前的果敢。他喜欢思考，对任何现象都有自己独立判断的能力。他正直、诚实、善良、热爱自己的工作……

我第二次去看他时，书包里装着《日瓦戈医生》，希望他能看看这部长篇小说，但他那衰弱的躯体已经承受不住这700多页的厚重了……

我始终没有放弃这个信念，希望在病榻上的他，能够创造奇迹。因为一直到他卧床前，他都没有放下手中的手术刀。即使在那政治沙尘暴肆虐的年代，他都没有中断自己手中的工作，用一颗赤诚的心，给患者以生命、健康、尊严，在他的身上看到了"医乃仁者"的真谛。

老母的眷眷之心

电脑上已显示出了她的名字，分诊台的护士也在高声地喊着她，患者却迟迟没有出现。我正在准备将鼠标点在"患者未到"上……门突然推开了，最先听到的是沉重的"呼哧呼哧"的喘息声——我猜测一定是一位体重超常的人。当我抬头看到患者时，急忙站起身来，向她迎了过去。她满头银发，手中拄着拐杖，颤巍巍地步履蹒跚地走来。她看上去比荧光屏上显示的 82 岁，还要苍老。肥硕的身体，坐在患者坐的圆凳上，有些欠稳当，我将她扶到了靠背椅上。环顾了一下四周，并没有人陪伴。

坐定后，她依然上气不接下气，呼吸显得很困难。我说："不急，喘口气再说。"

她随手将提着装有 CT 片子的塑料袋子递给了我，我理解她的意思，是想让我先看看片子；但作为医生常规的诊断程序是：先问病史、体检、再看患者已经做过的检查单据，当然包括胸片、CT 片等。看着她尚不能平静呼吸的情况下，我将塑料口袋接了过来，把 CT 片子一一摆在了看片灯上……

后来，我突然觉得粗重的呼吸声消失了，警觉地将头转向了患者，发现她正专注地屏住气息，认真地注视着我的一举一动……

"有什么问题吗?"她神情紧张地问，呼吸又变得粗重起来。

我没能立即回答她，又细心地察看着每一张片子。突然发现 CT 片子上的名字与患者不符，不仅如此，性别、年龄都不一致……

"这不是您的片子!"

"片子上有问题吗?"她"腾"地站了起来。

我急忙安慰她，说："没有，我说这片子不是你的。这是男性、51 岁人的片子。"

她说："这是我儿子的!我没有拿错，我是为他来看片子的。"

我感到有些丈二和尚摸不着头脑，问："你不看病?!"

"是的，我为儿子看病，也可以算是咨询吧!你看片子上有什么问题?"

我说："没有什么大问题。"

"大夫说片子上有小结节……"说着她从挎包里拿出了一张报告单，原来片子已经有了报告。"小结节是不是肺癌？"她显得十分紧张。

我解释说："小结节并不全都是肺癌，而这些片子显示的是微小结节，就更不怀疑是肺癌了。"

"医生，你知道我的儿子吸烟已经三十多年了；他吸得很多，劝他戒掉，就是不肯，他说吸烟是工作的需要，其实并不像他所讲的。他外出开会，我也跟去了，当然不让他知道。我发现，开完会回到宾馆的房间，他一个人了，依然是在抽烟，被我抓了个正着。儿子抽烟都成了我的一块心病！"她用手攥着拳头捶击自己的前胸。"医生，这里堵得慌呀！"

"我能理解你的这种急迫的心情，不想眼睁睁地看着儿子受到吸烟的伤害。确实吸烟的人肺癌的发病率远远地高于不吸烟的。但这并不是说吸烟就等于得肺癌，只是吸烟的人存在着比较大的发病危险，但也绝不是立即就要患肺癌了。这样讲是希望你不要每时每刻都要为儿子提心吊胆，但劝他戒烟，并不能因此而终止……"

"检查也是我督促他来的，对于结果他并不关心，说实话，到你这儿看结果已经是第三次挂号看片子了。"她又从挎包里掏出了一张CT片的报告，都是市三甲医院的专家门诊的。

我能想象出一位年过古稀的老人，为了挂号所付出的艰辛！临离开时，她告诉我："我要继续劝他戒烟，强制他定期检查，每年做两次CT。如果有了情况，抓紧时间手术……"看着她佝偻着笨重的身躯，趔趄着走出诊室时，内心五味杂陈，许久不能平静。遗憾的是我不能直面这位先生，为了您自身的健康，也为了您风烛残年的老母亲——她为了您的吸烟，寝食不安，惶惶不可终日——别让她在最后不多的时日里再受煎熬了！不要辜负了老母亲的眷眷之心。

日记两则——医生的良心与责任

一

一整天来，试管婴儿的薄薄的像透明的纸一样的皮肤，在我的脑海里晃来晃去，让我无法忘怀。她是我接诊的患婴，体重1千克多，产后不足两周。40岁母亲的脸上布满了纵横交织的泪痕，泪水已经哭干，她已经失音了。花费暂且忽略，我深知人到中年的她，历经了数不尽的繁杂、痛苦的人工干预，才得到了这对比她自己的生命还要宝贵的小婴儿。她不能失去他们，任何一个都不可以……她没有讲出一句话，用她那干涩、濒死、痛苦、惶恐、焦虑的眼神紧紧地盯着我……一双瘦骨嶙峋的手紧紧地抓住我的胳膊，肌肤感觉间的传递，让我深深体会到了，她是处于撕心裂肺的肝肠寸断的绝望之中了……

在检查的过程中，婴儿不断地呕吐，张着一张干瘪的小嘴，像离开了水的小鱼一样，在无力地挣扎着。检查后还发现病婴有腹部疝气，必须收入院，需要立即补充体液、电解质，维持生命，争取时间，再查找呕吐的原因。万幸的是今天是周末，病房有床。虽然婴儿被收入病房后，那使我透不过气来的窒息感有所舒缓，但我心里依然忐忑不安。由于是周末，年轻大夫值班，恐怕他们对婴儿病情的严重性认识不足；对于这由母亲历尽千辛万苦、带到世界上的试管婴儿的生命，应该是以分秒计算的，如果延宕了时间，无疑是将她推向了死亡……我拨通了儿科主任的手机。从对方传来的声音中，背景显得十分嘈杂，看来他并没有在家中……

"……试管婴儿的情况十分严重，希望您能亲自去病房看看……"我非常感谢他，他并没有询问婴儿与我有什么关系，满口应承下来。

由于不断有病患更迭，会打断、岔开我头脑中关于试管婴儿的思忖、挂念，但她命悬一线的孤立无助的样子，一直在我的脑海中挥之不去……我只有苦苦地思虑，不能采取任何行动。

下午，我的手机接到了短讯："肠梗阻，手术顺利。谢谢您的嘱托！"

当时我正坐在公交车上，"腾"一声站了起来，握着手机的手使劲地摇晃着，大声地说："太好了！太好了！"车上的乘客误以为我中了大奖呢。

"谢谢您的嘱托"，仅此几个字，就是对我的最高的奖赏。

我立即回了短讯："谢谢您！辛苦了。"

说老实话，在没有接到短讯前，我一直在焦虑——主任会何时回医院，又是做出了怎样的诊断和处置……我没有想过，如果试管婴儿走了，我会不会遭受什么不测？轻则投诉、重者会有皮肉之苦……这些比起母婴所遭受的磨难，那是小巫见大巫，无法相比，我早已置之度外。我关心的是那幼小的脆弱的生命如何获救，这是医生的良心使然！

二

一周前，我在门诊看了一个出生 16 天的婴儿，发育良好，体重 3 千克，体检时有明显的呼吸困难、口唇发绀……双亲是抱着婴儿从外地赶来的，婴儿经过门诊简单检查，医生初步印象是左心发育不良综合征。这种病在临床并不多见，而且是尚未攻破的疑难杂症。我还是想方设法地将他收入病房。理由有二：其一，至少要通过相关的有说服力的检查结果，证实这种推断的正确性，这样才能让家长接受有关的现状；其二，他们风尘仆仆地由外地来京，不能再把他们推给其他的医院，也不能让他们抱着患儿去住旅店，因为他随时都有生命危险，万一出现了紧急情况，在病房可以及时抢救。

今天去病房随访，在走廊上看见了年轻的夫妇，由于在门诊的接触，我们已经相识了。年轻的妈妈亲热地拉着我的手，还没有开口，就轻轻地啜泣起来。经询问，病房已证实是左心发育不良综合征，然而肺动脉高压 80mmHg（正常肺动脉收缩压小于 30mmHg），没有手术的可能。看到母亲悲痛欲绝的样子，我请他们到休息室，谈了病情。父母觉得不解的是，婴儿出生时，发育良好，没有几天的时间，怎么会出现这种情况呢！

"其实，婴儿心脏在母体内，8～12 周已经形成了，刚一出生之所以没有表现出来，是因为在母体内，一直依靠母亲心脏循环生活；而出生后，身体独立了，就需要用自己的心脏了，这样呼吸困难、青紫等症状就会显露出来了，随着时间的延长，这些症状会越来越严重。我建议你们要从积极的方面考虑，抽血为患儿进行基因检测，再怀孕时，早期进行绒毛膜或羊水穿刺，确定胎儿是否有此种疾病，起到预知的作用……"年轻的母亲痛哭起来。

事后，主管医生说："我们正不知道如何向他们交代呢！怕他们无法接受，会发生什么意外……"

我觉得自己将患儿收进病房，不能像铁路警察就管这一段儿，事后我也有责任处理。不能好人抢着做，恶人由他人承担；再说这是实话实说，该讲还是得讲！

观察与体验

荷兰裔美国女医生图姆斯是一名高位截瘫的患者。她有一句名言："你只是观察，而我在体验。"确实医生与患者对于疾病是处于截然不同的两个世界之中：一方是刻骨铭心的煎熬体验，另一方是冷静客观的观察。

知名内科教授张鸣和有亲身的感受。三年前他患了肺癌，术后大家去看望他。他清癯的面孔略显得有些苍白，大家都很担心他性格内向，也许对于病变的发展会产生不良的影响。然而，大家很快发现这个担心有点儿多余。他在谈论疾病的时候，显得出奇的冷静、从容——"我是因为咯血才引起注意的，因此不是早期。手术切除病灶后，我不再做任何治疗了。我感觉自己的体质很差，经受不了这些治疗的副作用的摧残！"

一次来门诊，我们有机会长谈。他告诉我："其实医生的世界和患者的世界是截然不同的两种生活。患癌症虽然不是一件好事，但却扩大了我的生活的范围，我有机会过上了患者和医生的双重的生活。"他的嘴角露出了一丝微笑，但却不是强装出来的笑颜。"现在我是患者，切切实实地体验到了疾病痛苦的感受。我想找到癌症最早期患者的临床表现……我的爱人和弟弟，都是在我之前患肺癌相继过世的。他们两人都有一个十分明显的症状，就是感到疲乏无力，但并没有引起足够的重视。我呢，发病前也感觉到了，走在马路沿儿边，连将脚迈上去的力气都没有，这也是术后我坚持不做其他治疗的原因，我的身体情况已经折腾不起了。现在，我正在寻找能够科学地量化'疲乏无力'这一症状的标准。癌症能早期发现，对于疾病的预后有着重大的影响。"

手术后一年，他又继续看特需门诊，此外还承担了医院里部分的教学工作。正如他所说的，过着患者和医生的双重生活，虽然因为身体的关系，看病的人数减少了，但认真负责的精神不减当年。一位老人两次挂了他的特诊后，他对患者说："下次不要再挂特诊了，关于你的病，目前我尚难以下定论。我要去查一些资料，还要与相关专科的大夫讨论。"他定了时间，请患者再来一次。在余下的时间，他去图书馆查资料和有关专家商榷，其实他是将患者需要请大会诊的任务主动包揽下来，这不仅为患者节省了请会诊专家的费用、往返医院的时间、体力的消耗，还占用了他自己的大量的业余时间。特别是对于张教授的身体和年纪来讲，都是难以忽视的负担，但他却乐此不疲！

当他将最终良性疾病的诊断告诉老人时，患者感动得老泪纵横。

患者，特别是癌症患者，不仅要承受肉体的痛苦，还有精神的恐惧、心理上的压力。张鸣和教授之所以表现得如此从容、淡定，那是他从疾病的痛苦中深刻体验、了解了生活的意义，他能更坦然地面对自然规律的生命旅程，在观察与体验的两个世界中，寻找着人生的最大价值。

过度检查是医患矛盾加剧的又一隐性推手

院内引进某外资药厂的一种吸入性的止喘药，在门诊使用十分广泛。在我接诊的复诊患者中，遇到不少令人费解的事儿，凡是用这种药物的人，每月都要定期复查肺功能；推测是厂家对于药物的疗效的观测项目。实际上，肺功能检测不是常规检查项目，但时间一久，这一项测定肺功能的"潜规则"就沿袭了下来。

肺功能是检测人吸入外界的 O_2、排出血液内过剩的 CO_2 的过程。在临床上已应用了多年，检测方法比较繁杂，特别需要检测者与被测者在肺功能仪上进行紧密配合，甚至以分秒计算。因此受试者的年龄、文化程度、理解能力、反应快慢的差异，对于测试结果都会有着极大的影响，从而会干扰医生的正确判断。

在我接诊的患者中，竟见到一位失去了听力的老人拿出了多份的肺功能的检测报告！我愕然了。问陪同来看病的儿子，对方告知全部操作过程，是由儿子将自己的理解转变成动作，去拽老人的胳膊，也就是测试者的指令，由儿子将语言用肢体的动作转达给受试者——这样做早就背离了做这种检测的初衷……居然竟坚持了数月！肺功能的报告结果自然十分混乱。

每月定期到医院做这样没有意义的测试，显然给患者及家属带来了不小的负担，不仅每次检测需要花钱，儿子需要请假陪同，患者精神也十分紧张，可以讲是劳民伤财。其实观测药物疗效，科学、客观的指标固然重要、可靠，但多为临床收集数据、资料做工作，其实最便捷的方法是询问患者的主观感受和体检所见。当然，用药前要对患者的肺功能进行评估，肺功能是不可或缺的检查；但对聋人进行肺功能检测，犹如盲人看视力表一样，就是瞎子点灯——白费蜡了！

肺炎是呼吸系统常见的疾病，诊治并不棘手。从病史、体征、胸片收集临床资料，可以规范地进行治疗。一位远郊农民患了肺炎，在不到三周的时间内，除了检查血、痰，还拍了胸部的三次CT，理由是X线片不如CT看得清楚！虽不能讲这是歪理邪说，但在理论和实践上是都站不住脚的。其实胸片完全可以清楚地了解炎症吸收的过程。照CT片频度如此之高，每周一次，至少存在下列问题：

1. 拍照一次CT，相当于照数百张X线片，显然接受射线太多。

2. 明显增加了患者的经济负担。

而三次拍照的CT的结果，医院竟无法作出明确的诊断，又将患者推至大医院……这样对于患者来讲，不仅是多花了不少的钱，还吃了很多的射线；再说不仅是患者，就是家属们的精神也都受到了重大的冲撞、折磨。若徒以过度检查换来医生绩效工资的提高，显然对于患者及家属来讲是雪上加霜。当患者一旦明白真相，容易失去对医生的信任，医患间的矛盾加深是必然的后果。

一位年轻的女患者，数月来右踝关节上部麻木。她接受了医生取活检的建议。不仅花了数百元，还等了一段时间，好不容易才拿到了病理结果。虽然她搞不懂报告中那些写得拗口的医学专业术语，但八个报告者的名字却赫然纸上。她的心里感觉沉甸甸的，常言道：一个和尚挑水吃，两个和尚抬水吃；八个和尚……有谁会对这份病理报告负责呢！正如她所料，结果是为了取活检而取活检，没有任何有效的诊治。患者大呼上当受骗，不仅花了钱，浪费了时间，还白白从身上取了一块肉。人们常形容医患间本像一个战壕中的战友，此时此刻的医生恐怕解释起来真的难以启齿了。

当医生与患者初次接触时，出发点是为患者的诊治选择最优的方案，犹如为顾客挑选商品一样，要有很强的针对性——当然诊病要比选择商品更加重要。要选择最适合患者的辅助检查，省时、省力、省钱，尽量没有创伤性。当然医生主观愿望如此，有时目的与效果并不一定是统一的；但患者是宽容的、大度的，我有亲身的体会。一位年过七旬的女性，突然咯血。先拍了一张胸片，示右肺有圆形肿物。后又拍了 CT，证实为肺癌。转入外科。外科医生又开了加强 CT（需要静脉注射药物），因为术前需要了解肿瘤转移的情况，对于手术方案的确定是不可或缺的。如此一来，患者不仅多接受了射线，又多交了一次 CT 平扫的费用。老人没有工作，无形增加了她的花销。此事对于我来讲是个教训，一直对患者表示深深的歉意。纵使发生个别事与愿违的情况，对辅助检查仔细斟酌仍是可有过之而无不及的。假如医生将患者看成了"猎物"，或是增加绩效工资的快捷键，那将是过度医疗的祸源，也是医患关系水火不容的巨大的助推力。

切莫见怪不怪！

定期进行体检已成为当前人们预防疾病、保证身体健康的一个重要措施。但近来常常传出体检中发生的乌龙事件，这样体检不仅没有起到人们预计的期望，甚至适得其反，没病添病，反而造成了被体检者精神、肉体的创伤……

例1，女性、57岁。胸片报告：右上肺团块状肿物，5.2cm×3.4cm。当事人十分惊悚，自己没有任何不适，怎么会长了这么大的肿物呢？

医生解释："你的病史中有甲状腺肿瘤切除，这是肿瘤的转移……"

患者不解。"手术大夫讲，我患的是乳头状瘤，不会转移……"

医生坚持："看来已是晚期，需要做加强CT，了解周围组织及淋巴结的转移情况，以便决定手术方案。"

患者顿时觉得五雷轰顶，天旋地转。在等待做加强CT的几天时间内，犹如判死刑的囚徒一样，泪水都哭干了，一一交代了后事。因为肿瘤如此之大，看来外科手术的机会也会是十分渺茫的。当她躺在检查床上，被推进扫描机器内时，想象着自己已经进了火化场的焚尸炉了——吓得灵魂都出了壳儿！

但加强CT的结果却令人目瞪口呆：巨大的肺内的肿瘤消失了……当然这样的结果是皆大欢喜。原来体检者将长发盘成发髻，

第一篇 ○ 医事

放在头顶上。她被拍胸片前、脱内衣时，将头上的发髻拽了下来，垂在右肩部。故胸片示右上肺巨大肿物，为发髻所造成的伪影。

事情至此，以惊悚开场而以圆满收尾，仅会成为人们茶余饭后闲谈的乌龙事件；想在此提醒同仁们，切莫见怪不怪，应该认真总结、汲取有益的教训。笔者愿做事后诸葛亮，提点儿注意事项。

一、负责照胸片的技术员应注意被检查者的着装是否合格，如果认真履行职责，发现垂在右肩的一团发髻并不困难；这样就可以减少或杜绝由于着装不合格而发生伪影的误判。

二、负责报告的医生应该认真地审读胸片，右上肺的巨大团块影，是否有与右脖颈相连的迹象（发际相接）。如果自己不能圆满地解释，应虚心地向上级医生请教，拜能者为师，这是当一名合格医生的必要条件。写报告的医生之所以十分肯定地认为是肿瘤，主要是病史中有肿瘤手术史，自认找到了肿瘤的原发灶。但患者系为甲状腺乳头状瘤术后，此肿瘤不会转移至肺。可见出报告者基本功不扎实，只知其一——肿瘤可以转移，但不知其二——什么样的肿瘤会转移至肺；应深入地多读读书！

三、加强终审制度。最后的报告，严格地讲应该具有法律效应，要请上级医生过目——特别是辨识难度大或有疑问的片子。

四、事情发生后，要认真地组织讨论，并适当地有奖惩制度。年轻医生的晋升，不仅要看学位、论文数目，临床实践对医生来讲也十分重要，需要列入考察范围。

例2，男性、68岁。胸片报告写道"双肋膈角变钝，少量胸水？应进一步检查"。

体检者拿到报告后十分紧张，到综合医院的呼吸科就诊，医生疑为结核性胸膜炎，将其转入结核病防治所就诊。经多次查痰结核菌、痰培养、抗结核杆菌抗体、T-SPOT-TB（结核分枝杆菌感染斑点试验）等化验，最后经 B 超检查证实并无胸水。仅为双肋膈角变钝，可能是胸膜轻度的粘连造成的，或者因为年纪大，吸气不足的因素所致，总之并非是需要治疗的疾病。医生的大笔一挥，使当事人及家属多次奔波于结核病防治所，一直处于焦躁不安的恐慌之中。

此外，肺内小结节的报告，常常将陈旧结核、慢性炎症、血管横断面等，报告为肺内小结节性质待查，这让体检者及家属无端陷入了茫然的恐惧焦虑之中。宁"左"勿"右"，医生的头脑中的原则是首先考虑的是自己，即使误判了——本来不是癌，怀疑癌；不是结核，怀疑结核——最后查明了，自己也不需要负任何责任。这样就忽略了患者的利益，使定期体检的目的就变了味，起不到防患于未然的作用，还为体检者添了堵！

选择最佳的诊疗方案

患者刚刚坐在诊桌前，我发现他的右颈部明显地高于左侧，皮肤表面呈不规则的大小的球形隆起……陪着看病的女儿解释说："我们才从外科来！"

手册中有外科医生简单的记录，最后的诊断：淋巴结肿大，待诊。病历中虽然没有明确的诊断，但其中包括了让内科医生会诊的请求：有无颈淋巴结核的可能。

颈淋巴结核就是市井中俗称的"瘰疬鼠疮"。这是一种常见病，颈部的淋巴结受结核菌侵犯，肿胀增大成核块状。有些地区也叫"老鼠疮"。随着结核病在我国得到有效控制，此种病在逐年减少。但近年来，随着改革开放，人口的大迁徙，特别是农民工涌入城市后，结核病又有了明显的增加趋势。

患者是农民，属于易感人群。但是，从肿大的颈部来看，肿块的体积约为 5cm×3cm×2cm，中等硬度，外表呈粘连在一起的肿块，皮肤表面光滑。这虽属于表象，但对于确定诊断是很有意义的。常见的"瘰疬鼠疮"如果长到如此之大，硬块的表面会是触摸起来软硬不平，因为病灶内会有干酪灶形成了液化，很易破溃而难以愈合。当然这只是从体征检查看，不支持颈淋巴结核的诊断，当然要参考辅助检查。现今十分推崇的检查是结核分枝杆菌感染斑点试验（T-SPOT），这项检查一次需花费 700 多元，如果再佐以结核菌素纯蛋白衍生物试验（PPD 试验），需自费结核菌素 113 元/支；另交注射费，再加上其他的血化验，就要过千元。而这些检查的结果，仅仅是作为诊断的参考，而不能作为诊断的依据。更重要的是，这些化验检查的结果多需要 1～2 周时间。父女二人滞留在北京，住店、吃饭的开销，对于从农村来的患者是很大的负担。

年长的男人用茫然的、期待的眼光看着我……

女儿焦灼地问："还需要做什么检查?"

我向他们简单地讲了有关检查的手段，但说："这些方法不仅要多花钱，耽搁时间，还不一定解决问题。目前只有尽快地明确诊断，才能有效地进行治疗"。

姑娘追问："那应该怎么办呢?"

"穿刺，就是用针从疙瘩的上面抽出一些组织来，然后在显微镜下，辨认它的细胞、组织情况，明确诊断。"

"会不会很疼？"女儿有些担心。

"不会，这不是什么大的手术，只要在门诊就可以做了。我把自己的意见写在了病历上，你再去找外科大夫，请他安排穿刺时间！"由于当时门诊还有患者，我来不及联系外科大夫。中午与外科大夫通电话，他同意我的意见，也认为这是最便捷的方法。

这使我联想到了另一个病例，中年男性，打工者。消瘦，典型的江浙沿海人。口音很重，个子瘦高，由其妻子搀扶着走进诊室。体温38℃，体检：右胸塌陷。胸片示：左侧中等量胸腔积液。有两种诊治方案：一种是拍CT、查癌的标志物等，除外癌症；另一种是急抽胸水，一方面从胸水中寻找病因，另一方面还有治疗作用，能缓解患者的临床症状。我选择了后者。理由是问病史时，了解到他曾患过结核性胸膜炎，当时家中经济情况差，治疗不彻底，导致了右侧胸廓塌陷。这都是我首先考虑结核性胸膜炎诊断的依据。治疗方案方面，我大胆地采用了抗结核的药物，就是试验治疗，不仅免除了不必要的昂贵的检查，也节约了时间，以减轻患者的痛苦。一周后，患者体温已开始下降，逐渐地恢复正常。这期间我将他转入免费的区结核病防治所。

大约半个月的时间，一个瘦高的男人站在我的面前，默默地看着我，我一时竟怔住了。他微笑着地对我说："我要来看看您，我的体温已经正常了，胸水也没有了。我要回家乡去养病，一定要来告诉您一声。还要谢谢您！"

我急忙站起来，诚恳地说："谢谢你来看我。"我心中默默地想，我一直在惦记着你治疗的效果……

既往，患者是找医生看病，人们将这一现象，称为"求医"。现今改为患者去医院挂号，其实不管挂号也好，求医也罢，都是患者将自己的健康甚至是生命都托付给了医者。这是对医生的信任和尊敬，医生要为他们的委托负责，要用"同理心"要求自己，为他们诊治疾病，选择最佳的方案，按准"快捷键"——这也应该理解为是"医乃仁者"的又一体现吧！

要倾听患者的诉求

一位慢性阻塞性肺气肿的患者，在中断了较长时间的治疗后，突然出现在诊室。一眼看上去，无论身体上还是精神状态，与一年多前判若两人。他原是一位清癯、瘦弱的耄耋之人，现在显得面色晦暗、眼神游离、身心交瘁。原来他于一年前，动了腹部恶性肿瘤的手术，现将主要精力都集中在手术后续的治疗中。

在诊病的过程中，他讲得最多的还是关于切除肿瘤的后续治疗。"现在我仍在进行化疗，每次注射药物后，会觉得全身不舒服、乏力、气憋……总之我对这种药有很大的反应；住院期间，主任医生来过有数的几次，我想向他反映一些自己的情况，但每次都是来去匆匆，我们从没有机会认真地交谈过。关于我的治疗方案是由主任制定的，主管医生负责传达，出院后再注射七次，每次用药时都短期住院，每次都像进了'鬼门关'。我已经坚持了五次，还有两次……"他那无奈、寡助、羸弱的痛不欲生的样子，深深地触动了我……

当今癌症的治疗，有了突飞猛进的发展；癌症不等于死亡，这一概念已成为了社会的共识。但应该承认，仍有多种癌症的治疗尚在摸索当中，并没有公认的、统一的、规范的治疗指南。"患者术后化疗的次数要定'死'，否则就有复发的可能!"，我不能同意这种说法。也许医生按照"科学"的方法，计算了体重与药物间的关系，认为十分精准，但不要忽略这公式是否适合于不同的患者。况且即使是同一的患者，在不同的时间内，对药物的反应也是有所不同的。目前癌症的治疗尚未发展到如此成熟的阶段。因此，在用药的过程中，要细致、认真地观察患者的反应，要亲自第一手掌握用药的情况。不能一味相信药物的说明书，说此药的副作用不大，因为个体患者间反应的差异不同，小小的药物说明书不能以偏概全，仅供参考。如果治疗癌症患者，医生是抱着按"既定方针办"的做法，不耐心听取患者的诉求，是否违背了医乃仁者的操守呢？

　　仅以临床药物试验的患者为例，被选中的对象，在试验的过程中，不仅药物，相应观察项目的化验检查全部免费。如果在用药期间，患者因身体或其他情况要中止试验，是可以允许的。何况此患者所用化疗药物系进口的，每支 2 万元，自费……

　　我的老师张鸣和教授是一个非常有说服力的保守治疗的例子。数年前，他因咯血发现了肺癌，已是 II 期。手术后，医生们为他提供了数种化疗、放疗方案，他都一一谢绝了。他的理由十分简单，他说："手术后，我的身体已无法接受这种有摧毁性的治疗，不论放疗或是化疗，不仅杀灭癌细胞，对正常组织也会进行无情的摧毁，我无法招架。现在全身疲乏、无力，走在大街上，连将脚放在马路沿儿上，都觉得很吃力……"手术后，他按照"扶正固本"的思路，对自己的身体进行调整。现在，他已年过八旬，虽称不上健壮，但他除生活自理外，还坚持每周出一次特需门诊。他常常坦诚地讲，如果我在术后进行化疗、放疗，后果不堪设想。坚持化疗用药数次的医生们，能否从张鸣和教授的例子得到一些启发呢！

请不要强行中断我的工作

在诊室里，常常会在下列情况中被人贸然打断：

——正在询问患者的病史；

——全神贯注地翻阅患者带来的病历资料；

——听诊器正放在患者袒露的胸部；

——在电脑上敲击着键盘，正在打印着处方……

总之无论在我诊治患者的何种阶段，门都会被突然打开，"强行进入者"直冲到诊桌前，用足够引起人注意的声音，讲："大夫，就占用您一分钟！"或者"就问您一句话！"

来意十分清楚：放下手中的工作，听我的吩咐！显然那架势不是瞬间可以解决的事情。这样的"强行闯入者"，并非我一个人偶然遇到的；在门诊工作的医生，无论资深或年轻者都是屡见不鲜。总结起来他们的要求不外乎下列情况：

——需要你立即解释他手中拿着的化验单；

——要你立即为他看手中拎着的CT片子；

——挂号处没有你的号了，请你加一个号！

这些"强行闯入者"，绝非仅为年轻人或打工者，白领、老者并非罕见。每每遇到这种情况，常会令我愕然，思路戛然而止，脑子一片空白。我不理解他们为什么想要达到个人的目的，会采用这种令人不堪的不文明的行为。说句实在话，这是一厢情愿的事；不仅医生不能满足他们的个人要求，在场的正在诊治的患者不会答应，那些一大早排队挂号、正在候诊大厅等待的人也不会同意。我会劝告他应该按顺序来，看检查单、化验单、CT片等，也要挂号，而且最好请开单子的医生看，因为他们对病情了解。至于加号，通常是不可能的！

事情很显然，由于两者是相悖而行，不能满足他们的要求，他们立即"变脸"，申斥的、诅咒的，甚至破口大骂的也并非罕见。

我从事临床工作已有半个多世纪了，年轻时，四个医生在大诊室里看病，仅以白色的布幔隔开，从没有发生过强行抢先进入的。在美国医院进修两年，想要看专科医生，必须提前预约，短者两周，长者数月。患者根本连专家的面都难见，更没有机会当面命令或者申斥了。

近年来宗教信徒明显增加，当他们走向告解亭，向神父忏悔时，他们都是鱼贯地、静默地、耐心地等待着神父的接待，没有见到有人争先闯入者。非常钦羡信徒们对神父的虔诚、敬重，因为他们是神职人员，自知不能与之相比。医生不是神职人员，但医生为人的生命、健康工作理应受人尊敬。医者从不奢望得到人们的崇尚、膜拜，但至少不要漠视、轻蔑他们的劳动，不应无理、强势、威逼，给医生造成强大的精神压力和心理阴影。如果说神父是神职人员，教堂里的情况特殊，但就一般行政机关、公众场所（银行、邮局、车站……），还不都是需要排队、等候；连幼儿园的小朋友们都懂得的、早已形成了公序良俗，为什么进了诊室就大相径庭了呢？

作为一名从医多年的老医生，衷心地期盼：患者不要强行中断我的医疗工作，给我一个舒心的、平静的、没有压力的环境——这应该不是什么过高的奢求吧！

谨防"千里之堤，溃于蚁穴"

在医院工作了半个多世纪，一直都是在临床与患者打交道。特别是改革开放后，医院运营被推入了市场经济，我为自己划定了一条不可逾越的底线——不能去碰触现钱。常言道：君子爱财取之有道。我既是公立医院的医生，国家每月付给我薪俸，赫然写在了工资单上。至于其他的外财，我从未染指过。

不过，如果我有机会去外院会诊，也会推荐给年轻的医生们，他们大多经过了多年临床的摔打，积累了较丰富的临床经验，需要走出医院，去经风雨见世面，争取更多的历练；此外，他们也需要拓宽收入的渠道，毕竟背负着不轻的经济负担，自己是过来人，对这方面深有体会。有些医生会诊回来，主动向我提出要分会诊费，我婉言谢绝，因为我不是中介公司，所以不取中介费。

但在诊病时，偶有患者会拿出现钞……印象十分深刻的是一位年迈的肺癌患者，在门诊治疗了很长时间后，病情恶化，胸水增多，需要住院。我已开了住院条，一直在等床，她和家属都十分着急，竟递给了我一沓钞票。那时的心情很复杂：愧疚、自责……由于自己的无能，对她的病束手无策，就连最低的住院的要求也不能满足。她是一名退休职工，收入有限，此刻竟拿出钱来，也是走投无路了。我急忙劝她收好钱，将她送入急诊室，请大夫为她即刻抽胸水，缓解症状，在急诊找了观察床，等待入院。这是我唯一能做到的，也是应该做的！事后一想到这件事，我的心就会战栗，我怎么能收下患者救命的钱呢！情何以堪！

在漫长的医生生涯中，我接受过患者送给我的礼物，小到一张自制的贺年卡，大至一件毛衣，是一位与我年龄相仿的女病友为我织的。细毛线、开身，编织有简单的图案。已经过去几十年了，这件毛衣依然是我的最爱。我将它视为"官服"，只有在比较正式的公众场合下，比如开会、聚餐、研讨会等，才会穿出来，而且从不掩饰它的来历——是一位患者特意为我织的。而我能给予她的除精心的治疗外，就是每次出版了新书，我会送给她一本，因为她在图书馆工作。这在我的患者中，她是唯一一个知道我是业余作者的人。我之所以不愿意公开这个身份，是觉得医患关系中不要再掺有作者与读者的成分，否则未免有些太复杂了。

患者送我的礼物五花八门，特别是住在远郊的农民们，会从山区风尘仆仆地带来自家树上摘的栗子、核桃、石榴等；有时是山中采来的蘑菇，我无法拒绝那一颗颗赤诚的感恩之心。也有送丝巾的，或从国外带来的巧克力、鱼油等食品。在医院中，我有一个自己的储存箱，我会将它们放在那里。自然的那里成了中转站，有时我会将东西转送给其他的患者、朋友或同事。

一次，我将一块丝巾，送给了一位患者。不久，护士告诉我：有一位患者来电话，要您尽快地与她联系。我以为患者的病情有了什么重大的变化，心中十分忐忑，但又不清楚是哪一位。电话中传来了急煎煎的声音，她虽然自报了姓名，我仍然搞不太清楚。后来她在电话中大声嚷道："您忘了，给了我一块头巾，里面有一张一千元的福卡。我让孩子给您送去！"

悬着的心一下落了下来，我说："头巾是患者送的，我没有打开过。福卡不是我的，你就留着用吧！"

她在电话中执意不肯，最后竟以通牒的语气说："我就是告诉您一声。孩子去了您别不认账！"

拿到福卡后，感触颇多，带有包装的礼品，我从不打开，因为我这是中转站，我只看外表，从没有想过，里面还会有什么夹带的、见不得阳光的东西。患者拾金不昧的精神也颇令我感动。一千元的福卡拿在手中，竟成了沉重的负担。我将它理解为红包、受贿，因为它是钱的变种。由于时间太长，我记不起来带福卡的头巾是谁送给我的，简直是一片茫然。送还原主的可能性根本就不存在，但如何处置它真是令我伤透了脑筋。上缴，交给谁？最让我头痛的事是，我从不用什么卡，一切现金交易……

友人来访向他谈起了此事，他不仅热心，而且十分新潮，手中持有各种名目的卡证。在他的眼中看来，这并非是什么不能破解的难题，他说，首先发卡的超市离他的家很近，先去看一看，如果上缴，没有地方收，也可以买学习用品，捐献给灾区。友人主动伸出援手，万分感激。回去当晚他打来了电话："这是张已消费的卡，你不用发愁了！"他的话立即使我如释重负。这让我自然地想起了那句成语：千里之堤，溃于蚁穴！

疾病与患者

4 号女患者直到 11 点多，才坐着由三个人簇拥的轮椅，被推进了诊室。冲在前边的女儿解释说："不好意思，我们先去看了肾科、消化科……她原有慢性肾病，近日有恶心、厌食……"我翻看了她放在桌子上的一摞厚厚的化验单，患者系慢性肾衰竭、尿毒症。肾科开了处方；消化科医生开了肝炎、艾滋病等五项筛查，为做胃镜作准备。

一男子突然问："近来她全身发痒，要不要再看看皮科？"

我没有立即回答他的问题，只是冲他摆了摆手。

患者意识清楚，不发热、不咳嗽、无呼吸困难……令我不解的是，为什么要看呼吸科？

女儿抢着说："拍胸片时说，肺里有积水！"

当查体时，除有明显的倦怠的慢性病容外，并没有异常发现，特别注意了胸腔积液的检查，仅肺底呼吸音稍低。结合看胸片后，初步印象：右肋膈角圆钝，胸膜粘连？肥厚？目前仅观察，不需要任何处理。

我告诉患者和家属，目前出现的厌食、恶心，是慢性肾衰竭导致的代谢废物潴留、水、电解质、酸碱平衡紊乱的结果，现在不必为此进一步检查；查血后做胃镜，既增加了患者的痛苦、耗时、费力、还加大了费用。关于皮肤检查除粗糙及抓痕外，并无新鲜的皮疹。故有两种可能性：老年性皮肤瘙痒症或体内代谢废物潴留、肾衰竭所致，无需再挂皮科号了。当前重要的是集中精力治疗主要疾病，待慢性肾衰竭情况改善后，其他系统的疾病自然会相应地减轻或缓解。我为患者开出了治疗恶心、食欲缺乏，以及治疗皮肤瘙痒的药方。现在院方虽有不能跨科开药的明文规定，当时已临近中午，患者不可能再去相应的科室挂号、开药。冒着被处罚的风险——轻者开出的药费由我负担；重者全院干部会上"表扬"。看着患者窝在轮椅中，由三位家属簇拥着，缓慢地移动出诊室，感触颇多！

后来女儿又匆匆地折了回来，十分诚恳地说："谢谢您，下次还来找您看病！"

我急忙说："还是以看肾科为主……"

现今，医学科学发展十分迅猛，美中不足之处是，分科过于精细，犹如铁路警察各管一段，但人却是一个统一的、有机的整体，不应该也不能硬性进行分割。本例患者十分典型，当前的主要疾病是慢性肾衰竭，而消化、皮肤症状等大都由此产生，只要及时针对主要疾病进行治疗，其他系统出现的症状也会随之减轻、缓解。

今后为减少甚至杜绝此类情况的发生，我建议可以从两方面入手：

1. 当下医院门诊大厅大都设有咨询处，目前当班者多由退休的护士或行政人员担当，他们大部分起到指路、发放医师出诊表或在诊断书上盖章等事务性的工作。此外，建议有负责深层业务咨询的资深临床医生值班，主要是正确地分诊以方便患者就医。

2. 从长远看，医学生毕业后，在进入专科前，应到所在系统如内科、外科等，以助理住院医的身份转科，时间不少于两年，要打下广泛、扎实的临床工作的基础，以后每到晋升时，如晋升主治医生、副主任医生等，都要再返回自己所隶属的大系统进修，至少半年。希望能与时俱进、掌握有关方面的新进展，这样开展起工作来，会更得心应手，而且这样最得实惠的是患者！

第二篇

———

医者

放逐西北大漠十年的腥风苦雨

王文治　口述　李惠薪　整理

我是 1933 年出生在山东淄川县。15 岁上高一的时候，参加了陈毅、张云逸领导的野战军，做卫生兵。这是受大姐的影响，1937 年抗日战争爆发后，她参加了游击队，后来牺牲了。16 岁时，在济南市泺口镇发生洪灾，我被调到第一线抗洪。大堤在我脚下决口了，我来不及想什么，立刻纵身跳下去，随后人们都相继地跟进……这"人海战术"保住了顷刻即将破溃的大堤，我因此受到了表扬。组织上坚持要给我一个称号，而我固执地拒绝了。后来，我加入了中国共产党。由于我年纪小，喜欢看书，领导为我提供学习机会，在通过考试后，以"调干生"的身份，进入北京医学院医疗系学习。

1959 年毕业后，分配在北大医院外科，我热爱医生这个职业。话说回来，就我当时的家境，能完成大学的学业是连想都不敢想的。

十年浩劫时，我被下放到甘肃边远县城的一个公社。让我觉得非常意外的是，临行前一天，因为抢救患者过劳而导致严重的脑出血的老主任——李家忠教授，却突然出现在我的面前，他说要为我送行！要知道，此时的他尚在家中养病，肢体的活动也还没有完全恢复到正常。我控制不住自己，潸然泪下，忙说："您的心意我领了，可您的行动还不太方便，我送您去车站！"因为距离我下班还有一段时间，不能让年逾半百的主任久等——他的家在南城，是自己搭公交车来医院的！

主任执意等着我直到下班，他请我到北海附近的餐馆，吃了践行的饺子。他声音哽咽地说："作为主任，我没能保护你，觉得十分惭愧！"他讲的话深深地烙印在我的脑海中，对于我十年放逐的生活而言，那话就是一阵清新的空气，是一股甘甜的泉水，也是一支强心剂——让我在拼死的挣扎中获得了勇气、激励和力量。

到了甘肃当地的书记派我去了白龙江水利工地。工程正进行到开凿山洞。我做不了放炮工、装炸药——那是个技术活；我也抡不起30斤重的铁锤，只有扶着钎子。每次伴随着那铁锤高高砸下，我都觉得被震得两手的虎口酸麻，伴有一种肌肉被撕裂开的剧痛，但并非一次重锤下来，钎子就可以在岩石上打出眼儿来，常常是需要多次的反复。沉重的锤子一下下地重击在我的心上！

有时望着那滚滚的白龙江水，两山中间的江畔寸草不长，一边的高山尖上有终年不化的积雪，常常会产生一种茫然不知所措的郁闷、无奈。也曾想过猛地跳进江水里，想让眼前无穷无尽的苦难，犹如爆破后腾空飞起，又迅速地沉降下来，如同硝烟一样，尘埃落定……可我想到了年幼的女儿；无怨无悔地来到大漠的妻子；行动不便的年过半百的践行的主任……我对他们要有个交代。

后来甘肃地区，有一位牧民牵着马，翻山越岭过来看病——人们形容所翻的山很高，马在山路上仿佛是行走在云彩里。他患有两种严重的疾病：活动肺结核和情况更为紧急的胃穿孔，处于分秒必争的时刻，不容许有充裕的时间进行认真权衡，这是在"生命"与"疾病"间选择。因为按常规有活动肺结核是不应该做任何手术的，但胃穿孔是刻不容缓，稍有延迟就危及性命。当机立断，我为他进行了胃穿孔缝合，手术过程尽量减少对他的创伤，尽力避免诱发活动结核的加重。术后，他稍事休息，拖着瘦弱的身体回家了。我再三叮嘱他，要及时地较长时间服用抗结核药物。我衷心地希望他活着，而且要好好地活着。

再到后来，我做了当地赤脚医生，背着诊箱四处进行巡诊。距卫生院五里地有个机械厂，设有卫生室，但并没有正规的内、外科医生。一次，厂长的儿子得了阑尾炎，要穿孔了，不能再送走了，决定当即手术。当时是用五节电池的手电筒，解决了手术中的照明，手术很顺利。术后，请工厂协助我们在卫生院与厂间施工，电厂负责竖电线杆子，这样解决了卫生院用电照明的问题。我又向工厂要了一只空的大煤油桶，里里外外进行了认真的清理后，作为刷手用的简易的"自来水"罐。这样，在卫生院里也可以做血、尿、便三大常规了，对于疾病的正确诊断有很大的帮助。

有一次，生产队长带着我去看一个女患者。在路上时，他简单地介绍了患者情况。中年妇女，她的丈夫是生产队的木匠。有两三年时间了，左膝盖坏了，不能走路。有两个孩子，小的男孩还在吃奶。她丈夫说了，这腿要是老治不好，在地上爬一辈子，那就得离婚了。生产队长让我无论如何要给她想想办法！

看见的实际情况要比讲的糟糕许多。走进一个农家小院，不但路面杂乱无章，而且有刺鼻的臭味迎面扑来，女主人正用双手和一条腿在地上爬行。一个小孩蜷缩在她的怀中叼着奶头；身旁还有一个不满两三岁的孩子，黑乎乎的手，捧着一只看不清颜色的小碗，在吃饭，碗边儿时不时会飞来一两只苍蝇，冷不防地会有狗和鸡也叼上一口。我想帮助孩子将它们赶开，不一会儿，它们就又会飞回来。这样恶劣的环境，也就可以理解院里的卫生条件有多差了。

女人的病情也不容乐观，她的左膝关节不仅化脓，还有四五个窟窿，里面有蛆在伤口里爬动。手术条件差，不单单指硬件设备，更关键是，我是一个普通外科医生，而这是骨科手术。应该讲，在当实习医生时我们见过，但从没有当过手术者，连第一助手都没有机会。可我一想到，今后她就这样披头散发，全身恶臭在地上爬行一辈子，孩子们很有可能离开她，她将像牲畜一样活着，不仅要承受躯体的痛苦，还有精神的摧残、折磨……我说不出口"不行"二字。我对生产队长讲："我可以试试。"

最初，每天都到她家，用盐水洗清化脓的伤口，将蛆虫从烂肉中，逐一地一条一条地夹出来，慢慢地关节破溃处长出了新鲜的肉芽组织，将她用马车送到工厂卫生室，拍照了左膝关节 X 光线片，了解了骨头破坏的情况。左膝关节需要锯掉 5～6cm，这一切都在卫生院进行。膝关节固定器是从专区医院借来的，手术完成后打了石膏，半年后，关节的断面融合。她站起来了。

我在进行手术前，还有得到一位未露面的老师所做的"技术指导"，那就是我反复熟读了方先之教授的《骨科学》，里面有关结核性膝关节手术的要领。我认为一个外科医生经过自学能力，去完成以前不一定都要做过的手术，并非是高不可攀的。我和患者都怀有一个十分强烈的共同愿望：她要站起来，我要帮助她！

虽然我所在的公社卫生院交通闭塞，当时又没有先进的传媒，仅有的是街头悬挂的小喇叭，但只靠口口相传，消息竟不胫而走。在这边远荒漠的山村中，陆续地来了一些成年累月积存下来的疑难杂症的患者……

一个13岁的男孩，在村外玩耍时，猝不及防，被狼把脸咬坏了，把鼻子咬掉了，鼻腔全都暴露在外边，里面布满了黄绿色的脓疤，上唇也没有了，仅剩一点软组织皱缩在一起，里面的牙齿、齿龈都露在外边。几年来，父亲带着他走遍了甘肃的大医院，医生们都表示手术难度大，再说家庭也支付不起那昂贵的医疗费用。

　　这次的手术比结核性膝关节的还要难上加难，即使在大医院的整形科，也是罕见的高、尖、端的手术，难度极大的。需要为患者重造鼻子和上唇，我知道这对于我来讲是从没有想过的手术，更不要说做了！可我觉得自己必须想方设法地为他能做点儿什么！他目前的情况，就像是一间门面房子，前脸儿全被掀掉了，屋里的一切都暴露无遗。这房子太不安全了，不要说风吹雨打，顺手牵羊的、强盗、劫匪都会光顾。对于一个弱小的孩子来说，就会有生命危险。男孩目前毁损的面容就处于这样险恶的境遇中，外露的鼻腔无时无刻都可能诱发感染，而会被夺去生命。这绝不单单是再造一个鼻子和完整的上唇，而是一条危在旦夕的年幼生命，在恳求你的帮助！我不能绕道而走，无动于衷，而是要使出全身的解数拉他一把。

　　从决定手术到完成，花了有一年多的时间。这段时间脑子里唯一考虑的事情是：我要尽快地将他那毁损的前脸填补上，我从没有想到过会有失败的可能，而是要按部就班的，一步一个脚印地走过来。首先在男孩的肚皮上做一个皮管，这是将要盖住脸上巨大窟窿的鼻子的最初的雏形。然后用皮筋将皮管的一端一点点地勒紧，逐渐切断与肚皮的联系，经过一段时间将它结死，一端成了盲端。再将皮管移植在手臂上，最后移植在面部的伤口上……裸露的鼻腔盖住了，挛缩的上嘴唇，也有了些许的松懈，

167

但离真正整形手术的要求，我觉得差远了！

后来又有一个孩子，在野外大便时，被狼把肛门咬掉了，孩子生活非常不方便，家长看着也觉得很痛苦。我仔细地查看了伤口，周围和腹腔的脏器关系粘连得看不清，深感不知从何处下手，不敢贸然动手术。我一直为自己没有能为患儿做点儿什么而感到十分不安！

手术逐渐多起来，我曾设想在卫生院建一个小手术室，自己将手术室的图都画好了，需要购置的设备，也拟好了申请单。后来听到有消息要调到县医院，事情就搁浅了，但调动的事并没有兑现。这期间有位农民，右大腿上有大片的较深的溃疡面，局部不仅感染了，还有坏死的组织。他还有一个独特的症状，就是腿的局部不断地抽搐。患者曾去过专区医院诊治。医生的意见是截断患肢，患者及家属都不能接受。我经过认真的考虑并查找有关资料，初步印象是局灶性破伤风感染。这里地无三尺平、"黄沙远上白云间"，风沙大，有感染这种病的客观环境。由于拿不准，我与从医院一起被下放甘肃的病理科医生通了电话，向他详细地汇报了患者的情况和我的想法。他在电话中劝我，虽然同意我的看法，但局灶性破伤风感染在临床上很少见，且这种病不在我负责的范围，多一事不如少一事！我知道他说这话是出于关心我，怕我会受到无端的责难……但那条局部溃烂又不断抽搐的大腿，老是在我眼前晃动。我知道自己无法绕过它，我决定为他进行治疗。每天用生理盐水清洗疮面，进行换药，随着时间的推移，大腿局部抽搐的次数逐渐比以前减少了。一个多月后，长出了新的肉芽，疮口愈合了，腿也停止了抽搐，大腿也保住了。

后来我要被调往长庆油田，临行时，甘肃的那个接受胃穿孔缝合术的牧民又牵着马，翻过山来为我送行——我也不知道他是从哪儿听到的消息。看到他身体比以前健壮了，我非常高兴，也让我那颗为惦念他术后的情况而悬着的七上八下的心落了地。

我在油田的物理勘探队劳动了很长时间，我只能做放线工，还是干不了太专业的活儿。野外队工作时，风沙更大，我们住在地窝子里，天天都刮风。吃饭时，要用手捂着碗，一个不留神，漫天的黄沙就会撒进碗里。而工人们90％都是部队专业的，他们年轻、热情、直爽的性情也让我印象深刻。长庆油田那里也是一片荒原，我们要自己动手盖干打垒的房子，泥坯也需要自己一块一块地打出来。平日里，我依然是从事体力劳动，如果有了特殊的患者需要我去，就穿上白大衣。那时在大漠里常常会发生翻车事故，而油田卡车的车帮都很高，出现事故的工人大部分是前臂被压断了。如果不可能将患者运送出油田外，我和油田的医生们就要争取时间将骨折部位处理好，如果伤及了大血管和神经，我们也试着接起来，希望能保住青年工人的胳膊，否则那后果不堪设想。因为意外状况屡有发生，到底做了多少次手术已说不太清了。

长庆油田是我在西北待的最后一个地方，遥想那十年备受冲击的处境，无疑也是行医之路上遇见的最恶劣的工作环境。不敢多言福祸，只是那颗纵使万难也要解救患者的心，始终如一。

烛光、种子

烛光和种子是风马牛不相及的两种东西，但它们的特质在宋琳琳大夫的身上，却相互交融、两者渗透。虽说任何比喻都是蹩脚的，但只有用烛光、种子有机地柔和在一起来概括，才能完美、丰硕、恰如其分地体现出她的瑰丽的、鲜亮的，又充满了艰险的传奇的人生。

首先把她的人生比喻为融融的烛光——点燃了自己，却照亮了他人，凡与她有过接触的人，都有着深刻的感受。

宋大夫是上海的大家闺秀，青少年时就读于上海名校，后又进入了圣约翰大学。这些经历奠定了她日后助人为乐、积极上进、兴趣宽泛、广结朋友的秀外慧中的淑女形象。她不仅学习成绩优异，她的组织才能和善于交际，在担任大学文体部长时更得到了充分的体现。1956年毕业后，她有幸参加了留学前苏联研究生的选拔，以专业100分满分的成绩脱颖而出，成为南方考区的状元，取得了上海唯一留学前苏联的名额。经过脱产俄语培训后，1959年选送莫斯科医学院儿科，后获得副博士学位。

作为儿科医生，她在业务上是佼佼者。她亲手抢救过无数徘徊、挣扎在死亡线上的婴幼儿，而最让宋大夫感到幸福和欢悦的莫过于用自己的心血、生命之光，去点燃那些刚刚涉世未久的孩子们的，摇曳着的微弱的转瞬即逝的余火。小华民患中毒性痢疾合关呼吸衰竭，她24小时没合眼，认真地观察，及时采取有效的治疗措施，终于挽回了一个幼小的生命；两个月的"靳瑞刚之子"，阵发性心动过速，每分钟心跳300次，伴有致命性的心源性休克，血压已无法测量；在幼小的生命高悬一线的孩子们面前，她从不言放弃，硬是从"鬼门关"里将孩子抢救出来。

岁月无痕，当年的"小华民"们都已经长大了。他们用不同的各自的方式，感谢这位赐给他们第二次生命的母亲。宋大夫说：

"想起来自己救治过的孩子们，一种至高无尚的的欢悦流淌在心间。挽救孩子们的生命——这就是我人生希冀的最大的贪求。"

从前苏联回国后，宋大夫即进入一个"四世同堂"的大家庭中生活，除公、婆、丈夫、两个小叔和三个小姑以外，还有年迈的外婆（姥姥）。家中除她自己的儿子外，还有三个上小学的男孩。长嫂代母，繁重的十多口人的家务落在了她的身上。当时家里经济并不富裕，社会物质供应也颇匮乏，有限的收入要支撑着一个大家庭，着实难为她。下班后，她骑着自行车去买菜，解嘲地说："我的车把由于挂着很沉的采购来的食品，总是向一边歪着"。她默默地毫无怨言地一声不响地为这个大家庭奉献着，她是好儿媳、好妻子、好大嫂，好母亲……多种角色恰到好处地融为一体。

这个大家庭有个习惯，孩子们有病都不住院，直接找她。他们住的七机部大院的宿舍，这里的人们也都是这样，他们叫她"老黄牛"，她的爱心、精力、时间，就这样一点一滴悄无声息地奉献了出去。家里外头事无巨细都离不开她。这一切都在她本来就羸弱的身体上，增加了无形的负担，严重的透支，日积月累为日后埋下了重大的隐患。

十年浩劫中，她被派往西双版纳医疗队，在一个西南边陲的少数民族的村寨工作和生活。她担任了小队长，很快地进入了角色，充分发挥了种子的作用，深深地扎进了西双版纳的土壤中。她与医疗队员们一起，成功地抢救了因高电压击伤而已经停止呼吸的赤脚医生；在当地发现了较罕见的旋毛虫病。在那时，异常艰苦的条件下以及研究工作处于瘫痪的状态下，她积极主动地搜集临床病理资料及相关病例。以近百例的翔实资料写成了论文，后发表在国家级的专业杂志上。她热情、认真地为当地的知青们诊病，深受他们的爱戴。时光荏苒，但他们之间的友谊长存至今，仍保持着联系。她与队员们一起努力，为在西双版纳留下一支驻地医疗队，进行基层医务人员的培训。

1979年卫生部（现卫计委）招考世界卫生组织（WHO）留学生时，她以最高分被录取。1981年作为交换学者去美国进修。在美期间，在不少进修人员都为如何带回"三大件"而动足了脑筋的时候，她却在想方设法地收集有关教学的资料，从文字、图表到幻灯片，积累了几大箱。1982年从美国学成归来，在课堂上她声情并茂的讲解，也使沉闷的教学气氛焕然一新，深受大家的喜爱。

宋大夫主持了北大医院每周的新生儿围产专业的大查房，总是宾客盈门、座无虚席，成为市内同道们聚会、交流的重要机会。

从美国回来，她不仅在儿科教学方面开展了大量的工作外，在研发儿童医疗仪器方面也投入了不少的精力。她主持开发了小儿呼吸器、治疗黄胆的蓝光暖箱等新技术；并在媒体上呼吁要重视儿童医疗器械的研制生产。她首次对心跳达300次/分的新生儿，用电复苏成功，后又抢救了北大医院首例新生儿脐疝，针对当时社会上出现的独生子女教育问题，切中时弊地首次在国内提出"小儿溺爱综合征"；并对城市医院改革提出了真知灼见的看法。

宋大夫在儿科医疗、教学，科研方面取得的成就，逐渐引起了社会上及学术界的注意，她身兼数职，第一、三届中华医学会围产学会副主任委员、秘书长；北京市新生儿协作组组长；北京市第七、八届政协委员；北大医院儿科副主任等。正当她铆足劲儿，全身心地投入新生儿专业和教学工作时，1988年她被晚期结肠癌击倒了。5月接受了韦伯（WHIPPLE）手术，历经八个小时，将腹腔里2/3的脏器都掏空了。术后她对来看自己的同事说："半年后，我就能上班了，还要带你们查房"。她依然憧憬着将要去完成的很多美好的事业，但这一切都被击碎了……

术后的身体还没有完全康复，残酷的、啃噬人的化疗侵袭又开始了。呕吐、腹泻，砸骨吸髓样钻心的疼痛，贫血、脱发，各种不良反应向她展开了凶猛的攻击。躺在病床上的她，从没有感到过像现在这样的无助，她的丈夫徐光炜教授、肿瘤外科权威，估计她还有两年的生存时间。

由于腹腔里留下的肠子太短，喝下牛奶很快就排出来，她自嘲地说："我过的是七彩人生，拉的是五彩大便"。吃鸡蛋拉黄的、吃西红柿拉红的……由于吸收差，她患了严重的骨质疏松症，在不经意中，右臂、右足粉碎性骨折，牙齿也脱落了，竟几乎成了"玻璃人"。宋大夫将5月4日她的手术日，作为第一个生日，至今她已度过了二十二个年头。手术后的下半年，她在一名癌症患者的陪同下，进入玉渊潭公园练气功。每逢周末，工作繁忙的徐光炜教授都会骑着自行车，送妻子去公园的树林，看着她与那些不向命运低头的人一起伸展腰肢，挪动步伐。

癌友们弄清楚了宋大夫的"底细"，融医生、患者为一体的她，从此成了癌友们的生命坐标和求生指南。在这儿她那融融的烛光又一次点燃了那些失去生的希望、渐渐要泯灭的癌症患者的生命之火；而她的种子精神又得到了充分的发挥，她置身、扎根在他们之中，与他们同呼吸、共命运，齐心协力地与病魔进行博弈，再次开出了璀璨、艳丽的生命之花。

有些对治疗康复失望的癌友，从她这个癌症晚期患者的身上看到了希望。宋大夫成了"答疑解惑"的知心人，她的形象感染着神经脆弱、内心敏感的患者。医生的责任感随之油然而生，她要求自己"从头到尾都是春天"。每天同病相怜的人们围着"春天"，说病、谈药，互相鼓励、传递信息，交流康复经验，在草地上进行"话疗"，每次都是语犹未尽。"话疗"是宋大夫发明的。她说："这是我们集体心理治疗内容的一部分"。

"争取活，不怕死，不在乎，不马虎"，是宋大夫向癌友宣传的十二字抗癌信条。她还提出了三个"正确对待"：正确对待现实——得了癌，既来之则安知之；正确对待工作——实事求是，量力而行；正确对待生活——淡泊名利，保持平常心。

癌症的治疗是一个长期的过程，但是没有人告诉患者手术后应该怎么度过一个漫长的难挨的、受煎熬的，也可以讲是情愫纠结的康复阶段。甚至没有人能给他们一句肯定的鼓励，告诉他们，得癌症没什么可怕的，接受正确的治疗方式和保持良好的心态，癌症不一定会与死亡画上等号！

尚在康复过程中的宋大夫，深刻地体会到了这种切肤之痛，她想如果能组织一个康复协会，引导大家正确地对待癌症、科学治疗，该是一件多么有意义的事情啊！对付癌症就像吃鱼，不能只吃中段，要有头有尾。头就是预防，尾就是康复！

1990年8月在宋大夫的不懈努力下，中国抗癌协会癌症康复会在北京成立。第一次会议就在宋大夫自己家的客厅里召开的，至今她依稀能回忆起每一个与会者激动的表情和闪烁着泪花的眼睛……星火燎原，十年后，癌症康复会的团体在全国已近百家，会员多达数十万人，他们向全社会展示了癌症患者多姿多彩的生活和积极向上的热爱生命的精神风貌。

在艰苦的条件下，在恶劣的境遇中，癌症患者能像在沙漠中的植物一样，不怨天尤人、不自暴自弃，把心中的种子开成一朵美丽芬芳的花朵，播散出人间最浓郁的芬芳，结果不但可以惠己，而且可以惠人——这正是宋琳琳大夫七彩人生的写照！

从远征军走出来的人——记物理医学与康复专家徐绍仪教授

徐绍仪教授（1928—2012年），著名的物理医学与康复专家，是中国远征军的战士。徐绍仪教授不同于一般医生之处在于：他是从远征军中走出来的战士。他原是沈阳人。1931年，日本在沈阳发动侵华战争后，年幼的他，随家人逃难到大西北，后在重庆读书。战火迅速向全国蔓延，重庆亦难以幸免，他目睹了敌机的狂轰滥炸，狼烟四起，生灵涂炭。年仅16岁的他，正在读初中，下决心要抵抗倭寇，将生死置之度外。他横下以身殉国的决心，投笔从戎，参加了中国远征军。他本来就个子矮小，少年时身体更是单薄，身背着高于自己的老式步枪，日夜穿行在东南地区的热带雨林之中，过着衣不遮体、食不果腹的紧张的激烈的战斗生活。历经了火与血的砥砺、磨炼，饱尝战火的严酷，出生入死，这为他以后坎坷多舛的人生，揭开了勇往直前、不屈不挠的篇章……

抗战胜利后，目睹蒋介石热衷于"内战"，他愤然离开了军队，又回到了重庆，继续中断了的高中学业。由于父亲是协和医学院的第一届毕业生，那时已是颇有威望的内科大夫。子承父业，他考入了北京大学医学院。1955 年毕业，被分在北大医院外科。他十分钟爱自己的专业，全身心地投入了工作，干得顺风顺水。一年后，即被破格晋升为住院总医生。由于他狷介的个性，"反右"时，他被划为"右派"。1958 年被调入理疗科。1969 年被下放到甘肃平凉，他又被贬到条件更为恶劣的公社医院，当时小儿子尚在襁褓之中。但他依然满腔热忱地开展工作，没有条件就自己动手创造条件。他兢兢业业地捡起了中断近十年的外科专业，大胆地进行了剖宫产、阑尾炎、肠梗阻等手术。当地的老乡都亲热地叫他"北京医生"，他把自己真诚、纯朴的对于患者的挚爱，深深地植入老百姓的心坎儿之中了。

在西北大漠中磨炼了十年后，他被调回北大医院理疗科。当时康复医学在我国刚刚起步，但改革开放的蓬勃气势，激发了他奋勇破浪搏击的热情、勇气，使他重新焕发了"青春"。他一生挚爱自己的工作，勤奋、进取、博采众长，他将全科室的人团结在一起，加快将科室引向转轨：由单纯的理疗和体疗，转向了康复医学，增加了职业疗法、康复评定、手法治疗等；理疗科发展壮大成为物理医学与康复科，使科室与国际接轨，成为现代化的康复科，至今处于国内的领先地位——徐教授功不可没！

徐教授不仅思维缜密，且具有远见卓识。他最先加盟国内开展的射频治癌的工作，这在当时是一种新开辟的治癌手段。他从事基础研究到临床应用，共发表论文七篇。一篇发表在第二届全国加温治癌会议，另一篇是 1984 年发表在丹麦召开的国际加温治癌学术会议。其相关的试验和临床研究获 1985 年北京医学院科研成果奖。

应该指出的是：徐教授在创新或完善治疗方法时，他曾以自己作为试验对象，且多次重复，所得出的治疗剂量及参数，确定对自己无任何伤害，再应用到患者身上。例如，由苏联传入的离子导入，传统的治疗时间为 30 个时间单位，他亲身经受离子导入后，证实 20 个时间单位后离子导入人体的量极少，故将治疗时间改为 20 个时间单位，沿用至今日。

徐教授发表了大量专业论文，编著亦是硕果累累。1993 年第 1 版《中国大百科全书（现代医学卷）》中，担任编委、分科主编；1993 年编写《康复医学》（高等医学院校参考教材）；1992 年编写《物理医学与康复》等。

徐教授深知科室中人才培养的重要性，人才是学科得以发展壮大的关键因素，不仅要大量引进年轻人才，补充新鲜血液，对于科内的年轻医生也要抓紧进行再教育。在他的运作下，康复科与香港理工大学康复治疗学系建立了密切的合作关系。由该校提供资助，代培养医生和治疗师各 5 名，每年 2 名，为期 5 年。为康复科日后的兴旺发达、跻身于世界前列，储备了优秀的人才。

徐绍仪教授的一生，正如他亲自写的《对我一生的自我评价》一样——

对事业：一生勤勤恳恳，兢兢业业工作，对祖国、对人民问心无愧；

对专业：一生努力学习，刻苦钻研，敢于提出自己的见解。在本专业的范畴内，学有所成；

对家庭：对妻子、儿、女，没有尽到爱护的责任，深感内疚。

中国小儿肾脏病学的奠基人
——王宝琳教授

王宝琳教授（1919—2012年），著名临床医学家、教授、医学教育家、中国小儿肾脏病学的奠基人。

王教授教授在高中时曾患猩红热，当时只能注射马血清救治。在她患病时，母亲一直悉心呵护、照看，不料也被传染上猩红热。由于她母亲对马血清过敏，所以不治身亡。这给王教授留下了终生都难以弥合的伤痛，她坚定立志要当一名医生，治病救人！

1938年，她考入国立上海医学院医疗系。1944年毕业后至1948年，在上海医学院附属医院（红十字会医院）儿科当住院医师。

1948年赴美留学，先在爱荷华（IOWA）州医学院攻读药理学。一年后，转至圣路易斯华盛顿大学，师从著名儿科专家Hartman，研修儿科学及儿童营养。历尽艰辛，于1955年底，抱着尚在襁褓中的小女儿，回到了祖国。1956年，她被分配到北大医院（现今北京大学第一医院）儿科，做住院医师。从那以后，她从事临床工作直至退休。

20世纪五六十年代，由于医疗设备落后、药品匮乏，与国外交流的通道壁垒森严，而患儿们的病情都十分危重。这样不仅医生要有强烈的责任感和精湛的基本功，还要求诊治的个体化。因为患儿的病情千差万别，所以不能千篇一律、墨守成规，需要凭靠缜密的临床观察、认真细致的思考判断，来弥补当时医疗物质条件的不足。

那时由于社会生活水平低下，急性传染病多发且十分危重，患儿起病多急骤，如高热、昏迷、惊厥、脑疝等，几乎常常是命悬一线。每次在临床上遇到要进行抢救的险情，王教授总是冲在前面，她就像一位镇定自若的"指挥官"，带领着一批精锐的"部队"，细心地守护在患儿的病床旁；边仔细认真地了解、观察病情的变化、发展、演变，边修改治疗方案。那时因为还没有先进的医疗仪器，一切都是凭靠眼、耳、鼻、双手进行监护。为了准确计算患儿体液的丢失量，她常常是亲自称量重症患儿每一次的尿量和大便量，并检验大便中丢失的电解质，提出了科学的"2：2：1"补液方案；并指出腹泻是低血钾所致，必须见尿补钾，制订方案必须具体到补钾的浓度、速度及液量。当时重症消化不良的病死率，很快下降至1%。这不能不说是王教授的巨大的贡献，她是这一重大临床成果的领头羊。她这种严谨的科研作风和高尚的医德，对科内年轻医生们的成长有着潜移默化的影响。

当时重症患儿多见，如：中毒性痢疾、乙型脑炎、脊髓灰质炎、伤寒、败血症等疾病，绝大多数患儿的病情都需要输液。这样，由于临床的需要，就孕育了一个新的独立的诊疗小组——"水电"组，王教授是牵头人。在抢救重症患儿时进行科学输液指导，在救治中立了大功。后来水电组继续发展，又创造了肾脏病小组，这是中华儿科学会肾脏病学组的前身。

她的一位侨居美国的博士研究生在《我永远的导师》一文中写道："我忘不了她那观察患儿时的专注的眼神。她从不夸夸其谈，总是结合具体病情，进行贴切的病例分析，采取果断的治疗措施。记得有一个嗜睡烦躁交替的患儿，因为诊断不清，我请王教授会诊。她认真询问病史，俯身在病床旁仔细检查患儿，凝视患儿片刻后说："代谢性碱中毒，尽快补充氯化钾。"对这一诊断，我感到很意外。就是那微小的呼吸的变化，王教授没有放过，却被我忽略了！经补充氯化钾治疗后，患儿终于转危为安了！"

在王教授的《九十感言》中，她是这样写的。

"……以儿肾研究为例，正在逐渐加强机制方面的研究。我科对于儿童肾病的研究，先着重于治病，现逐渐加大机制方面的研究的分量，这是符合研究工作规律的。将研究工作从感性逐渐提高到理性，能更好地为治病或新药的制造提供依据。这也是各国对各种疾病研究工作共同走过的道路。"她正是用自己数十年的实践，在检验、证实这样的一条临床医学切实可行发展的必由之路。

正因为重视与临床相关的基础实验研究，王教授从 20 世纪 70 年代起，即注意到急性肾炎中的血补体的变化，以及肾病综征中免疫抑制因子的存在。"文化大革命"以后，她努力恢复了肾穿刺的开展，并主持免疫病理的研究。这些工作不仅建立了小儿肾病理的基础，还推动了我国小儿肾病理学的进展。

1983 年，王教授主编的《小儿肾脏病学》正式出版。同年，首届全国儿科肾脏病学习班开办，以后每年一届，培养出了大批的儿科肾脏病的领军人物。王教授毫无保留地培养年轻人，除亲自指导研究生外，她还分批联系国外研究机构，亲自写推荐信，将年纪稍大的医生派送到国外进修。王教授经常有机会参加国际会议，也会想方设法地去看望被派出国的同事，还会与她们一起在狭小的宿舍住上几天，推心置腹地介绍自己年轻时在美国学习的经验，鼓励他们加强信心、帮助解决工作中遇到的难题。

凡与王教授接触过的人，都会为她的风度翩翩的学者的气质所吸引，但她从不孤芳自赏，而是一位性情温和，总是面带微笑的人。自身儒雅的气质，仁厚求实的人格魅力，在国际学术的舞台上，树立了良好的东方学者的形象，赢得了国际同道们的高度赞誉。

王教授兴趣广泛，热爱音乐，喜欢旅游。一次在美国，她遇到先前同时赴美的同学。他现在已成为美国某大学的教授，直率地问她，是否会为当初没有留下来而感到惋惜。王教授诚恳地说："我在青少年时有两个最大的愿望，一是希望中国繁荣昌盛，中国人都能挺起胸膛来做人；二是想成为一名医生，治病救人。现在，我的梦想都已经成真了！"

一辈子都是个好医生——记张树基教授

张树基教授（1926—2011 年），著名临床医学家、医学教育家，"首都十大健康卫士"之一、北京医科大学"八大名医"之一。

"做一个医生难，做一个好医生更难，最难的是一辈子都做一个好医生。"（已故著名外科专家裘法祖之语）张教授却用自己半个多世纪的临床实践验证了，他是一位以良知和尊严播撒爱心的使者。他用行动做到一辈子都是一个好医生。清晨，在医院内举办的简约的遗体告别仪式上，人们从四面八方赶来，有年过九旬的踽踽前行的老者，有穿着白大衣的年轻的学生，也有英姿飒爽的现役军人……个个神情凝重，悲从心生；送别的队伍排成了一条长龙，静静地站在殡仪馆门外，来最后看一眼这位好医生。遗体告别时间持续了数小时……

张教授自1954年毕业于北京医学院医疗系后，一直留在北大医院工作。半个多世纪以来，他把毕生的精力、心血都投入了临床工作中，积累了丰厚经验、掌握了精湛的医术；他孜孜不倦地学习，以致基础功底扎实，知识渊博。他一向是把临床工作当成一项科学工作来做的，总是能细致认真地观察和敏锐地分析。他首先是从患者的病情出发，从不考虑个人的得失，所提出的对患者的诊疗意见，都是简单扼要、切实可行。他不仅精通消化内科，对疑难杂症、危急重症的诊治，更是见解独到。

张教授早年即患有类风湿性关节炎，脊柱已受侵犯。多年来，行动就不十分方便，但这不能阻挡他抢救危重患者的脚步。有车接送，他会去看患者；没有车，他甚至可以自己搭乘公交车去。在他的眼中，患者没有贵贱之分，一视同仁。

媒体记者来采访时，常常希望能听到有关他的抢救的故事，但常年追随在他身后的大夫们，竟一时难以讲出来，因为他的足迹遍布我院各科室、市内及外地的众多医院。只要病情需要抢救，他总是无条件答应，风雨无阻，不分昼夜，不计报酬，不求名利。他抢救的患者早已不计其数，就像张大夫的身上有无数闪光的亮点，令人目不暇接，实在难从哪一点开始说起一样。

当他年逾八十，身患结肠癌。术后病情稍有缓解时，静脉还扎着点滴、坐着轮椅的他，便将自己被癌症折磨的病痛抛在脑后，让别人推到外科病房，为一位癌症术后的女患者的持续发热进行会诊。会诊时提出了切实、中肯的诊疗意见，使患者病情转危为安。一年多前，他又罹患了肝癌，进行了介入治疗后，在病房内，还为一位年迈的教授，因为心房颤动的抗凝药物的调整，提出了自己精准的意见。

他精湛的临床技术和丰富的抢救经验，创造了一个又一个的生命奇迹。他在抢救危重患者时的殚精竭虑，临危舍己的赤诚之心，赢得了人们的至高无上的赞誉——抢救大王。由于他为人民的健康做出了杰出的贡献，1986 年被评为卫生部（现卫计委）"全国卫生文明先进工作者"，1992 年获北京医科大学"名医奖"，1993 年获北京市五一劳动奖章，2008 年当选第二届"首都十大健康卫士"。

在遗体告别的前一天的晚上，我接到了从外院打来的电话，来自我的大学同学。"……我因为结肠癌术后，不能去参加老师的遗体告别。请替我向张老师三鞠躬……80 年代从'一院'（北大医院）调走后，我依然能得到他无私的帮助，我编的《护理内科学》，就是他一字一句地进行审读的。他提出了很多宝贵的意见。后来我才知道那时他的左眼已近乎失明了……"她的声音哽咽了……

张教授对下级及年轻人都无私地帮助和细心地呵护，他胸怀豁达、眼光开阔。20 世纪 80 年代，我决定用"自费公派"的方式赴美进修，那时自己出资并不能随便出入国门，因此公派的名分十分重要。首先要得到基层领导的批准，恰值张教授主持科内的工作。当时他正患眼病，在家休养。他十分热情地接待了我。"……无论从专业还是写作的角度考虑，你都应该去国外看一看。我会尽自己的力量帮助你！"他爽快地在申请书上签了字。这是要承担一定风险的，但他依然为我走出国门点亮了第一盏绿灯。

张教授还是一位杰出的医学教育家，为医学教育事业他穷尽了自己的毕生精力。即使在身患癌症后，只要病情稍有控制，他就拄着拐杖（后来只得坐轮椅），从没有停止过查房和会诊。一位八年制的医科大学生，在《张树基教授消化内科讲课纪实》一文中写道：

"……张大夫大病初愈，身体不是很好，又由于类风湿性关节炎，行动不便，但还是坚持自己走路，不让搀扶。走路是挪一下拐杖，两脚向前蹭两步，十分艰难……"

"张大夫讲课的题目是'心肺复苏和脑复苏'……他讲课的一大特点，是从基础讲起，然后，从这些医学基础拓展到疾病的临床表现和治疗原则……我们也很期盼能有下一次机会，再次聆听张大夫的教导……"遗憾的是张教授的授课就永远定格在这一次了。

张教授的学生如今已是桃李满天下了，他们中有很多已成为业务骨干和学科的带头人。张教授一生勤于笔耕，发表了60多篇论文，主编、参编了34部医学著作。他主编的《危重急症的诊断与治疗》丛书获得"卫生部科技进步奖"，《诊断学基础》被评为北京市高等教育精品教材，列为普通高等教育"十五"和"十一五"国家级规划教材。

希波克拉底曾说过："医术是一切技术中，最美和最高尚的，医生应当具有优秀哲学家的一切品质，利他主义、冷静的判断、热心、谦虚……"张教授用自己的一生，诠释了这一论断。

坦荡的赤子之心——记李家忠教授

李家忠教授（1913—1987年），著名的外科专家、临床医学教育家。

李教授于 1939 年以优异的成绩，毕业于上海同济大学医科（七年制），1947 年赴美留学。先后在美国芝加哥西北大学医学院、约翰·霍普金斯大学医学院心脏血管外科、纽约州立大学布法罗医学院等机构任研究员进行深造，从事普通外科和心血管外科的研究。1949 年，新中国成立后，他克服了重重的困难，毅然摒弃了国外的高薪聘用，于 1950 年 3 月回到祖国。回国后即在北大医院工作。

那时恰逢朝鲜战争爆发，在李教授自己填写的履历表中，有如下记载：

"……参加了抗美援朝，在北京医疗队时，立功一次……"

但在院方保存的职工的档案中，却是这样写着：

"自愿报名参加了抗美援朝手术队，被中国人民解放军东北军区后勤卫生部聘为手术队长。在抗美援朝保家卫国的神圣战斗中，光荣为人民立下了功劳，被授予奖状，记大功一次……"

与健在的外科老教授们谈及此事时，人们都清楚地记得，李教授参加过抗美援朝手术队。之所以印象深刻，是因为一位刚刚从美国回来的外科专家，转身就奔赴炮火纷飞、危机四伏的艰苦的朝鲜战场——这是要有一点执著的：无畏的精神和爱国的热忱！但关于立大功的事却无人知晓，他自己从没有谈起过。这非常符合他为人处事的风格，做事十分低调，名利的事情看得很淡。

外科医生们大都活跃在手术室内，手术床旁是他们大显身手的好地方，也是可以充分展现自己才艺的舞台。手术犹如战斗，完成了，仗也就结束了，外科医生一般在病床旁很少能驻足良久。

第二篇 · 医者

李教授清癯的身影，却常常出现在病房中。此外，还可以经常听到他那用浓重的山东口音与患者、同事交流。他的语速较快，一次在全科大查房时，他对一位胰腺炎的患者发表了意见。"……他的预后很差……病情难以逆转……"

"您怎么能轻易地说要放弃呢?"一个不大的声音从他的背后传了过来，但音调十分坚定。

顿时整个示教大厅里的人们都愣住了……

李教授回过了头，他认识这个人，他是才来外科报到的应届毕业生，是自己接待了他，但并没有记住他的名字。大厅里的人都不认识这个冒失的年轻人。

李教授并没有申斥他，沉静了片刻说："现在不能讨论这个问题，我建议你先去看看患者和病历……"

不久，患者去世了。

事后，李教授与年轻的大夫进行了长谈，他语重深长地说："医生并不能治愈所有的患者，但我们可以为治他们的病，使出自己的所有的力量!"正是抱着这样的工作理念，1967 年 6 月 13 日，当时正值十年浩劫期间，他全然不顾政治环境的不利，夜间奋力参加了首都钢铁公司会诊，积极抢救一位工人工程师。不幸翌日晨，他突发脑出血，昏迷数天。庆幸的是由于抢救及时，转危为安。

李教授一生从事外科医学事业，他是我国外科学界的先辈，医德高尚、技术精湛。早在 1940 年，即对地方性甲状腺肿的组织形态学进行了研究，发表了重要的论文。回国后，曾致力于肝外科的临床研究，是我国肝外科的创始人之一。此外，早在 20 世纪 50 年代中期，就在我院开展了二尖瓣分离术、主动脉瘤切除血管移植术；后又开展了心内直视手术、门静脉高压分流术等领先的外科手术。

为了提高手术的成功率，李教授虚怀若谷，想方设法地拜能者为师，向兄弟院校学习。阜外医院是以诊治心脏病为主的专科医院，特别是心脏外科在国内处于领先地位，手术成功率高。他亲自出面，恳请专家来我院进行手术示范。请外地专家，经费受到限制，但李教授求贤若渴，他十分关注在京举办的各种外科学术会议，凭着老同学、老朋友的关系，请他们在会议期间，抽空来医院做示范。著名的裘法祖院士，就曾亲自到北大医院操刀，做门脉高压分流术。他这种博采众长的做法，使外科大夫们都感到受益匪浅。正是基于这样的理念，他从不把自己多年来从事临床外科的经验、体会，看成是自己的个人的专利、私有财产，总是无条件地与同仁们分享，毫无保留地提携、帮助和鼓励年轻人，为北大医院外科的发展开拓了道路。

他以渊博的基础科学知识和丰富的临床实践，发表了不少有价值的论文。如通过实验研究，首先提出用硫酸汞溶液保存血管，并在临床应用，取得很好的效果。

李教授热爱医学教育事业，由于他有着雄厚的外语功底，精通英、德、日语。曾参与编写《总论外科学》《沈克非外科学》（周围血管部分）、译著《外科生理学》等。

最令人难忘和感动的是，那位在示教室、第一天来上班就向他"发难"的年轻人，在十年浩劫中因为反对江青，而被放逐到甘肃。在临行的前一天，他仍在门诊劳动。当天，李教授从南城乘公交车到了医院——那时他突发脑血管病后不久，仍在恢复阶段，左下肢活动依然不太灵活。年轻的外科大夫非常感动，那时他处于被极端孤立的地位。"我在马路北边走，院内的同事会立即跑到南边，怕受到株连！"他深知老师的病并没有痊愈，腿脚活动不便，就劝他回去："谢谢您来看我！"而李教授坚持等到他下班，在附近的小餐馆与他一起吃了践行的饺子。

年轻的大夫如今已是耄耋老人，谈到往事依然热泪潸然而下。"老师讲的话，至今记忆犹新。他说'我很惭愧，对于你当前的处境，我束手无策！'这简单的话语，在我十年艰苦的'劳改'生涯中，不仅仅是安慰，也是鼓励、鞭策，给了我活下去的力量！"试问，听后谁能不为之动容呢！

李教授突发脑血管病后，虽然体力大不如前了，但是仍然以忘我的精神，承担教研组主任的重任，参加门诊、查房、手术、讲课等一线的医疗、教学工作，仍不断关心外科的发展，为了祖国的医学事业，他穷尽了自己一生的心血！

流星已逝，璀璨永存——记著名检验医学家王淑娟教授

王淑娟教授（1923—2014年），是我国著名的检验医学家、实验诊断学家和检验医学教育家。历任中华医学检验学会副主任委员、北京分会检验学会主任委员、全国医学院校教材编审委员会委员等职。王教授于1948年从北京大学医学院医疗系毕业后，以满腔热忱将毕生精力全身心地投入到医学检验、教学、科研工作中，为我国检验医学的发展做出了重要的贡献。

一、坚持深入临床第一线

半个多世纪以来，王教授一直坚持在临床检验工作的第一线。在工作中，她兢兢业业、精益求精、孜孜不倦地学习，对科内的同事要求也十分严格。她常说："要千方百计地为抢救患者效力，为临床医师解决问题，抢救患者的需要再困难也要完成。"她要求检验人员要发扬主动精神，不要停留在医师开什么化验就做什么项目的水平，而是要根据标本主动地加做项目，必要时可以与主管医师联系，多方了解患者的临床表现。这样一来，化验结果会为医生提供更多有价值的诊断信息，更有效地为临床服务，使检验工作人员更好地发挥"侦察兵"的作用。例如，对一位胸腔积液的患者进行常规胸腔积液细胞的计数时，发现细胞形态大小不一、成团成堆时，就主动加推片染色，找到了瘤细胞，诊断为癌性胸水；一位患者生化检查麝香草酚浊度（TTT）明显增高，而其他肝功能试验正常，就加检一项血脂的测定，结果诊断为高脂血症。

榜样的力量是无穷的，检验科为了对患者负责，经常主动加验检测项目，这已是不成文的潜规则。如尿色黄加做胆红素检查、粪便色深加隐血试验等。检验科每年主动帮助临床科室发现白血病、寄生虫病、消化道肿瘤数十起或更多。为此受到患者和临床医生们发自内心的感谢和表扬。

王教授在实践工作中，反复强调检验科和临床之间，绝不是单一的标本的传递、检验科回报告这种例行的静止的联系，而是检验人员必须自觉主动地与临床医生接触，除常规参加周会外，还要定期深入临床科室搜集意见、交流情况。首先要进行重复检

189

第二篇 · 医者

验，如仍有"异常"，需要与临床联系后，再发报告，这样有利于提高检验水平和医疗质量，最终受益的是患者。

内科一患者，在对其进行血钾测定时，反复测试均高达 8mmol/L，而血钾＞5.5mmol/L，即是高血钾，为临床危险信号。化验员主动与临床联系，得知该标本是一天前采取的，在冰箱内放置了 24 小时后才送检的，由于红细胞内的钾离子逸出而导致严重高血钾的假象。再次抽血即刻复检，结果正常。此案例不难看出临床和检验之间是何等的密不可分。

为了解决患者做化验取血量大和等结果时间过长的问题，王教授领导检验科进行生化试验微量化和各种化验操作快速化的改革。建立了碘液玻片筛查蛋白质、白蛋白/球蛋白比值（A/G）的方法及简易快速泌尿系感染和急性肝病过筛试验等。

二、教书育人，桃李满天下

鉴于我国高等院校检验医学人才缺乏的现状和我校师资力量的强大优势，王淑娟教授于北京医科大学一次教工代表大会上提出，学校应增设医学检验专业的提案。由于她与同行专家们的努力，提案终于得到了校领导和卫生部（现卫计委）的批准，于1989 年正式开始招收五年制医学检验专业新生。她全力以赴地参与检验专业课程的设置和教学计划的制定，还多次参加检验医学教学校际会议，学习其他院校的办学经验。在新生入学时，她不仅亲自去欢迎，还给学生们做了检验医学的国内、外的发展现状，以及学科重要性的报告。并且，以她本人几十年从事这一学科的切身体会，帮助学生正确认识这一专业，起到了在入学伊始，首先育人的关键作用。

在筹建检验医学专业的过程中，王教授及时地编汇了适合专业学习使用的《血液学实习指导》。学生的专业课程都由她一一过目、提出建设性的意见。我院负责分讲《临床检验基础》和《血液学及血液学检验》课程，她不仅亲自参加排课并担任部分课程的讲授，她还要和青年教师一起备课，听他们的试讲，而且坚持每课必到。一方面听取记录每位教员讲课的情况，及时指导他们改进不足之处；另一方面在课下收集同学们的反映和要求，并定期主动为学生们开讲座，总结前一阶段所学的知识，介绍当下检验领域的新进展。

为了给医学检验专业培养更高级的专业人才，王教授从1983年起，开始招收研究生，从而为检验医学注入了新的活力。

王教授为了普及检验学科的知识，还积极为社会办学，她多次到本市郊区县培养学员。为了进一步发挥校外大学的作用，1990年受卫生部的委托，由中华医学会组织全国医学检验人员两年制岗位培训函授班，共有学生2050人。王教授除制订教学计划和汇编教材外，还亲自担任临床检验和血液学的部分课程的授课人，对全国检验队伍素质的提高，做出了很大的贡献。

王教授在教书育人的辛勤耕耘中，对于教材的编著也投入了大量的精力、时间。她参与编写了全国高等医学院校诊断学教材第一、二、三版中的《实验诊断篇》，并担任了第二版的副主编。主编了《实验诊断学》《现代血细胞学视听教材》《骨髓检查》等，并在《中华医学检验大词典》的编写工作中，担任副主编。王教授的学生不仅遍及全国各地，还走向世界，他们都在各自的岗位上勤奋地工作着，真可谓是桃李满天下。

三、与时俱进，科研硕果累累

王教授为了提高医学检验水平，锲而不舍地钻研理论，注意从实践中进行总结，反复研讨，探索与时俱进，从我国医疗卫生事业发展的需要出发，循序渐进地开展专题科研工作。1981 年进行了北京地区异常血红蛋白（Hb）的普查工作，两年中共普查了近 40 000 人，发现有异常者 52 例。为此建立了除异常 Hb 的一级结构分析之外的全部有关检查方法（与协和医科大学基础研究所协作完成）。后来王教授的研究生朱丽华在此基础上，确定了异常 Hb 结构分析的课题，还发现了我国首例异常血红蛋白 Hb J-Bangkok。

1983 年开始，王教授将科研课题转为需求更具普遍性的凝血障碍检查。总的研究方向为"凝血障碍与临床"，在建立了有关各种出血性疾病、血栓栓塞性疾病所需要的凝血检验等各项检查基础上，通过培养研究生，把有关血液高凝状态或血栓前状态、有关的近代实验诊断的指标临床检测陆续开展起来。

在王教授指导下，建立了国人常用化验项目的参考值：①测定和建立了 4631 例健康成人尿沉渣镜检的参考值；②健康儿童 1 小时尿液有形成分排除率的参考值；③1763 例健康成人 HBA_2、HBF 的参考值；④正常成人及不同妊娠期妇女 HBF 定量计算及酸洗脱法 HBF 红细胞的参考值；⑤北京地区健康成人全套血常规的参考值（与 301 医院等共同完成）。

另外，王教授与蔡碧娟教授建立了国人血尿便常规检验、肝肾功能试验，血清免疫学试验（如：抗链球菌溶血素"O"、肥达氏反应等）的参考值，集中发表在 1959 年出版的《临床检验杂志》上。

王教授通过对一些疑难病例的诊断，建立了有关的实验诊断方法，公开发表了文章，并在全国学术会议上做了报告。她先后发表了百余篇论文，并多次获奖。

王教授在医学检验工作中孜孜不倦、与时俱进的工作态度，以及她的人格魅力，鼓舞着一代又一代献身医学检验的年轻人。

口　碑

她从一个扎着辫子的年轻姑娘到如今，已是耄耋之年了，在医院工作了半个多世纪，她是扎扎实实、一步一个脚印地走过来的。她默默无闻，在她的工作简历里，没有任何被褒奖过的详情，也没有去国外"镀金"的记录，但却有被下放甘肃十年的历练。从医学院毕业分配到临床，她是皮肤科医生。到了甘肃，由于那里缺乏妇产科医生，因为工作的需要，她要兼管了。她坦诚说自己不如那些长期从事妇产科的同行们，但在工作中小心翼翼、十分认真，从没有出过差错，乡亲们还是很愿意找她。

西北地区的生活十分艰苦，尤其是十年浩劫期间，不但家庭负担重，临床工作压力大，而且本来工资就少，物资又极度匮乏，特别是必需的营养食品，即使有钱也难以买到。她已有了两个儿子，正在成长发育的时期。实际上就算手中持有的票证，比如肉票、油票、糖票等，也难以及时兑现。特别是肉票，经常是需要去排长队等候，并非一次就能吃到。

一次，猪肉店的老板娘，悄悄地来到她的家，要求她将放在体内的避孕环取出来。说着将腋下揣着的一个大的油渍渍的纸包，放在了她家的桌上。"今后吃肉的事儿，咱就包下了！"她看着两个瘦骨嶙峋的儿子，瞪大眼睛注视着那油渍渍的大包，正在舔舐着干燥的双唇。她急忙将老板娘拉到一旁，将东西硬塞到妇人的腋下，将她推出门外，低声但坚决地说："我不会为你做这个手术的！"

事后，也是做大夫的爱人埋怨说："你为什么这么死心眼儿呢？以后她怀孕了，就说是避孕环自行脱落的，临床上并不是没有先例！"

她斩钉截铁地说："我不能为了吃肉，做让自己后悔一辈子的事儿！"

不久，女人又提着满满一筐白花花的鸡蛋到医院的值班室来找她，看来这女人是不到黄河不会死心的。可她却早就铁了心了，她十分坦诚地讲："这事绝不能上升到拒腐蚀永不沾的高度，而是我胆子小，我知道我作为医生应该遵守的底线！清贫的、守法的生活，就是这样在西北的大漠中锻炼出来的。世上还有什么诱惑是曾与儿子一同处于饥饿状态、营养不良的母亲不能抵制的呢？这份经历是一个成功的考验，也可以说是注射了预防针、提高了免疫力。

当她从西北返回北京，重新又在皮科上班时，起初带着儿子住在集体宿舍，后来分配到现在住的 50 平方米的小两居里。由于活动空间小，她的冰箱仅有冷藏室，而没有冷冻室。她觉得没有什么可以抱怨的，因为回到了久别的皮科，她又可以安安稳稳地从事自己热爱的工作了。

当院内开展特需门诊（特诊）、挂号费可以涨到 300 元/人次时，她拒绝了出特诊的邀请。理由是皮科病相对简单些，一次 300元，太多了！应该将心比心。因为她在皮科现有出诊的大夫中，年资最高，如果她不出特诊，其他的出诊大夫难以逾越她定下的无形的线。后来在科领导多次做工作下，她觉得无法再坚持己见，才勉强同意；但她的重点依然是放在 14 元的专家号。

一位来诊阴囊湿疹的下岗工人，几乎看遍了北京大医院的皮科，还未被治愈。她不单单听患者叙述，而是认真地检查了皮疹的情况，应用中西药同时治疗，仅花了不足一个月，药费也是他以往花过钱的零头，就治愈了。一般长在人体较隐蔽部位皮肤的皮疹，医生多是不屑去认真检查的，只是问病开药，而影响了治疗效果。另一个二期梅毒皮疹的患者，也在她细心认真的治疗下，痊愈了。

还有一位快要临产的孕妇，因为严重的皮疹来看门诊。她原想为患者选用一种药物，但是说明书中写着孕妇慎用。当时她十分犹豫，还曾与其他的医生商量过。由于患者的皮疹较顽固，已用过多种药物无效；再说她已经临近分娩，胎儿已经成形了……最后她选用了。但是，她心里总觉着不踏实，怕对孕妇产生不良影响。利用周末，赶赴住在京郊远山区的孕妇的家，去探望她（这样特殊的患者，她都会留有地址）。那时北京的交通，还不很方便。当她气喘吁吁地出现在患者的面前时，孕妇即惊讶又感动。患者的皮疹见好，胎儿也很正常。她心中的不安，立即像一块石头似的落了地；她不容分说地将剩余的药拿走，还把全部药钱还给了患者！她就是这样一位心系患者的好大夫！

她既没有上过电视，也没有登过报纸，连广播也没有听到过她的事迹，甚至在医院内她也是一位默默无闻的医生。虽然是远离媒体，但在业内、同行中，对于她扎实的功底、中西医融合兼治的业务水平还是认同的。不少人找她去私人医院兼职、高薪聘任。她总是一口回绝："私人医院是以营利为目的，治疗是手段；而我是医生，就是为患者治病，两者水火不容！"

现在年纪大了，需要离开临床，她十分留恋。儿时就想当医生，家境贫寒，中午连饭钱都要省下来，从小就得了胃溃疡，人一直很瘦。大学学业是国家提供的助学金支撑着她完成的，这也成就了她的梦想。她的一生十分坎坷：下放西北后，丈夫和她离了婚，她自己带着小儿子，艰难地趔趄着前行。在甘肃，经常穿着打补丁的衣服，因为那里的水质差，腐蚀性极强，衣服洗的次数多了，就会破，也没有能力买新的，只好一次次打补丁。回到了北京，老习惯很难改，到商店买连衣裙，当时穿上，旧的就扔进了垃圾桶——不到扔掉的份儿上，难得买一件。回到北京后，生活相对稳定多了，她又患上了过敏性紫癜，她顽强地与疾病搏斗了很长时间，痊愈后又回到了临床工作岗位上。

至今在医院内有很多人还叫不上她的名字来，她就是皮肤科的景稳心大夫；她那颗赤红的"仁者"之心确实是群众有目共睹的。虽然传媒上的宣传与她无缘，但患者中的口碑却是不胫而走！

第三篇

杂记、小说和散文

了却的一桩夙愿
——写在《七封信札及其他》一书付梓时

60年前的冬季，仅凭着一个初中生的执著、胆量，一个星期天清早，我背着写在用过的习题纸上的20万字的长篇小说，敲响了作家张天翼的房门。我从没有想过，会不会被老师拒绝。幸运的是，从那一刻起，张老师就自动地担任起我课余写作的辅导老师。如果按当下的行情来看，简直是难以想象。目前时尚的"1对1"的辅导学生，仅是小学生的科目，有经验的、上档次的老师，每小时的付费就300元或更多。著名作家"1对1"的辅导，应该付多少钱，我无法估量出来。就当时我的家境的情况，不要说请老师按小时付费了，我第一次从西城的家到东城去找张老师，是步行的，因为连乘公交车的钱都没有！

与老师交往的三十多年的时间，我从没有给老师送过自己花钱买的礼物——压根儿我就没有想过这种事情。说实话，我也没有这个经济能力。最初，我是学生，后来当了医生，每月挣56.5元，持续了20多年，每月发薪水后全部交给妈妈。夏天时要买一根冰棍儿，也需要伸手向妈妈要钱。由于没有钱买稿纸，才把20多万字的长篇小说，写在了用过了的习题纸上。后来从长篇中整理出一篇短篇小说《枣》，张老师不仅手把手地教我如何使用稿纸、如何用标点符号，稿纸也是老师提供的。

应该说，张老师对我的关心、爱护、帮助，绝不仅限于写作方面，特别是在上中学时，我陆续在报刊上发表了一些作品，引起了人们的注意，张老师及时地为我敲响了警钟——不要为外界纷繁的大千世界干扰，要恪守当一名中学生的本分。那时《长江文艺》想请他写一篇评论我写过的儿童文学作品的文章，编辑部与他联系、向他约稿，他回绝了。他们又转向我，让我去说服动员张老师，希望他会改变心意。但他却表现出了超常的固执。除了耳提面命、苦口婆心地当面提醒、敲打外，他还会在百忙之中，抽出时间写信给我。说实在话，当时年纪小，并不能理解他讲的、写的一切，尽管我是照着他指出方向去做了。随着年龄的增长，越发领会、理解、体验了他用心的诚挚和良苦。

在我高考选择专业时，他一再叮嘱我：要想当舞蹈家越早越好，作家则是越晚越好。不要学文学，大学的文学系不是培养作家的。要选择适合自己的专业，作为今后深入生活的手段。切不可做一个空头的文学家。正是在他的谆谆教导下，我选择了业余写作。而我的本职工作是医生，在这个岗位上，我已经工作了半个多世纪了，至今也没有离开。我终生都感谢张老师为我选择了这样的生活道路！

在与老师交往的多年中，我共收到了老师写的六封信及一份札记。"文革"期间，张老师被牵连，曾有人打电话、写信，要我交出老师写的"黑信"，理由是要对他进行深刻的批判；我坚决地用"被我早已毁掉"为由，一一回绝了。最初事情并没有引起我的注意，后来竟有身穿绿军装、臂戴红袖章的男青年亲自登门了，看来事情是不能掉以轻心了。后来我的家也被抄了，我又要下医疗队。如何将张老师寄来的信保存好，成了我心中的一件放不下的大事情。起初放在医院的衣柜中，后来发现不少衣柜无端会被撬开，可见衣柜并非是万无一失的地方。又将信转移至家中……现在回想起来，能将信完整地保存下来，真还是颇费了一番脑筋。

1972 年，张老师因身体不好，由湖北咸宁五七干校回到北京。朋友告知我以后，我立即去看他。他知道我从西双版纳医疗队回来，写了一部描写医疗队的长篇小说《澜沧江畔》。他在养病期间，主动帮助我修改稿子，还包揽了全部的有关出版社联系的事情。为此事，他写了两次信，还转交了一封时任人民文学出版社社长严文井给他的、关于同意出版此书的信，他一并寄给了我。

特别要提到的是这件札记。该文是张老师在看过 30 多万字的小说初稿后，写下的意见。由于从湖北干校回到北京，临时住在首创路的一个庭院——那是作家赵树理曾住过的院子。老师住在靠西边的两间北房，生活设施十分简陋，纸张也很匮乏。他写的札记是在半张人民文学出版社通用的稿纸上。只有老师和我，能看懂那些在别人眼中毫无关联的字迹，数字所表明的是小说的页数。当然，除了老师写的札记外，关于《澜沧江畔》这本书，我们不止一次面对面地交换过意见。此外，老师还多次与出版社的编辑们在家中碰头，进行商榷、讨论。可这时他还要定期去协和医院进行肺心病的治疗。要不是他拖着带病的身体、竭尽全力地关注这部长篇小说的修改，《澜沧江畔》是难以面世的。

在生活中，我是一个十分马虎的人，常常会丢三落四。但老师写给我的信札，我却将它们视为弥足珍贵的资料，几经搬家，它们依然完好地存放在一起。虽然有时也会想不起他们放在哪，但我知道它们不会离我太远，我会找到它们！

"绝对不能输在起跑线上"的震耳欲聋的吼声，反映出现今社会各阶层在钱、权、人脉、教育理念上所展开的博弈，也可以说是一场血拼。这时我会自然地想起张老师，一位知名的大作家，没有丝毫的杂念、私心，对于一个素不相识的初中生，殚精竭虑地倾注自己的心血，关注我、培养我、辅导我、教育我……遗憾的是人已经走了，但他留下了亲笔写的信札。我觉得这不是属于我个人的，我应该让尽可能多的家长和同学们看到，生活中有这样不计个人得失、没有任何贪念，像春蚕一样，又宛若照亮他人的烛光一样的人。从这些文字中，不难看出老一辈中国知识分子的深情厚谊，以及真正的文化人对于价值、理想和学术的追求。

我常常想，现在自己已是耄耋之人，依然还可以在临床工作，每当在诊室里为患者诊病，解决他们的病痛时，生活中有一种被他人需要的充实感。如果碰到了令我觉得有触动的事情，我会动笔写下来，它们都是来自生活、贴近生活，绝非是杜撰出来的。特别是当今医患矛盾成了社会上的热点、焦点问题，我就身在其中，不是观察生活，而是体验、亲自感受生活。这样写出来的作品，用通俗的话来讲，就是接"地气"。我觉得自己每天过得都很满足、充实、快乐。一个人一生中能做自己所最喜欢、最热爱的工作，那就是最大的幸福。每当这时，我会自然地想起了张天翼老师，是在他的关注指导下，我才有可能走上了这条宽广的人生之路。

这里我应该感谢中国现代文学馆馆长陈建功先生，在当今出书难的困境下，他将此书列入文学馆的"钩沉丛书"系列中，得以尽快地与读者见面。由于自己年事已高，担心这些信札的保存问题，最后决定献给中国现代文学馆，也算了却了我多年的夙愿，为它们也找到了一个妥善的归宿！

写在《冰底水》付梓之时

当我接到通知：文集《冰底水》已付梓时，真是百感交集，切身体会到了梦想成真的滋味。在我的案头一个蓝色的书夹中，存放着我向所能想到的国内出版社发出的信函底稿。现如今渐渐地高了起来，正如应届大学毕业生的求职信似的，已摞起高高的一叠……无法计数。我从没有自动终止过，直到有了肯定的回答。

写了半个多世纪，但能将发表的短文（包括中短篇小说及随笔）散文集结成册的情况却不多，这是由于多种原因造成的。第一部短篇小说集还是在出版社热心的催促下，而自认为发表的作品还不够多、也不够成熟时出的，那是 20 世纪的 80 年代初。让出版社赶着出集子，这样的机遇，对于我来讲，真是过了这个村儿，就没有这个店了。80 年代末出国前，一部 30 多万字的小说选初成，当我正为着三校稿自己可能看不到了而遗憾时，竟意外地接到出版社的通知：单方强行终止合同——这部集子就流产了。以后出书难的局面日趋严重，尤其是散文、随笔，我又不是畅销书的作者，自然就逐渐断了这个念头。

萌动出《冰底水》的想法，是社会上各行各业都在总结改革开放 30 年以来的工作之时。而我真正写得多起来，也是在改革开放后，特别是医药卫生系统发生了天翻地覆的变化期间。当市场经济的大潮向医院涌动时，我也被浸泡在其中。随后，我知道自己既非智者亦非先哲，但我是身临其境的参与者，只是用一个医生的良心，以作者的笔，表达我的感情、思想、意愿。

有医药卫生界的同行质问我："为什么你要揭自家的短！"

我理直气壮地坦诚地回答："别忘了，我是医生，也是作家！"

随笔散文集取名《冰底水》，正是源于杜牧的《汴河阻冻》中的诗句：

"浮生恰似冰底水，日夜东流人不知。"

时间在不知不觉中，从指缝间流走了。

集子中选中的并非是 30 年来发表的全部，而是撷取了与我从事的两个职业——医生与作家——有关的，其中医疗卫生内容的比重占得更多，此外也有少数几篇是未发表过的。文章排列的顺序是以发表时间的先后为准。全书分为两部分，后一部分是写人物为主的，他们多是医学界的老师、老前辈，无怨无悔地将毕生精力奉献给了国人的健康事业，他们不可能名垂千古，但我却希望让更多的人知道，正是这些默默无闻"筚路蓝缕，以启山林"的医者，扛起了捍卫我国人民卫生事业的旗帜。

需要特别提出的是，集中《烽火恋情》一文，我之所以不忍割舍，是因为冯仲云夫妇感天动地的赤诚爱国之心，触动着我、激励着我、震撼着我！我常常想，中国人民如果能秉承他们大无畏的献身精神，那么在我们面前没有克服不了的困难。我不仅要将他们崇高事迹铭刻在心中，也希望公之于众，让人们从中汲取力量。

我是一个不喜欢重复自己的人，从没有奢望过要出全集。说实话，在当前正经历着市场经济大潮历练的出版界，我也没有这种机会；再说了，那样做的确也是人力、物力的浪费。但我现在想将这些文章集结成册，是一种迫切的要求、愿望、期盼，我希望将萦绕、回旋、盘踞在头脑中的认识、看法、思考，与读者一起探究、研讨、取得共识。

我没有手机

近来在外出开会或与朋友相聚后，分手时常常会有人要求："请留下你的手机号码！"意思非常清楚，希望能在以后加强联系。我会直率地回答："我没有手机！"不管对方投过来的是什么样的眼神、表情，我都用不着费心思去猜测。我是否拥有手机，这是我个人可选择的。

这使我自然想起20年前，自费赴美进修时的情景。由于经济拮据，我一直没有舍得安装电话，虽然在美国是不收初装费的，但电话费对于我来讲，是不得不重视的每月消费中的一笔支出。乍到美国，我曾多次试着出去找工作，每每在结束谈话时，对方都要我的电话号码。当我说出没有电话时，对方立即投给我的那种嘲讽、鄙夷的目光，使我显得十分窘迫，令我不寒而栗。诚然，没有电话，雇主通过什么方式和我联系呢？自然找工作是没有希望了。但在没有电话以前，我并没有停止在节假日、休息时间去找工作。对于我来讲，这样做还有另一个重要的目的，那就是练习口语。在金钱万能的美国，我更没有钱去请口语老师，也没有钱进课堂学习英语。到各个贴有招工广告的店铺里去应征，拉开大门的瞬间，不仅要克服恐惧、胆怯、腼腆，还要演习待人接物的礼仪和交流方式，也就有了练习口语的机会，想方设法让彼此能相互了解，一回生，二回熟。功夫不负有心人，后来在美国人成堆的地方，虽然我的年龄、穿着都不占优势，但我不怯场，能与人随意地进行沟通。这是最大的收获。

如今手机不仅是便捷的通讯工具，还兼有视频、摄影、阅读等多种功能。我没有手机，主要原因是我不需要。首先是我年纪大了，视力明显减退了，手机键盘上的数字看得不真切，还得戴眼镜，多了一层负担。其次，我觉得自己没有什么像鸡毛信样的，必须要联系的火烧眉毛的事情，家里和工作的医院里都有座机，对我来说就足够了。

这一年是先母诞生一百周年，我到八宝山墓地时，心里暗暗地想，如果母亲健在，我可能要置备一个手机，万一母亲偶染微恙，需要我第一时间回到她的身边，因为我是医生。这使我想起四十多年前的一件事情。

当时我在带医科大学生进行临床实习，那时全胡同唯一一部的公用电话是被安装在某委员会的办公室里的，我却在内科的实习室中，那里是没有电话的，是接口头通知的。母亲生病，电话打到医院总机，医院总机通过院内的分机，到处搜寻我……费了不少时间。当我骑着自行车，狂奔在通往家里的大街上时，心中十分感激，这些未曾谋面的好心人，如此热心地帮助了我，让我及时地回到了生病的母亲身边……至今我都无法想象他们是通过怎样的渠道，找到了我的！

现在，我也想过，如果我有了手机，要下载彩铃的话，我会录下一段布谷鸟的叫声。可惜我还没有听到这样的彩铃声。春天万物苏醒，在辽阔淡远的天空中，传来"咕咕、咕咕、咕咕"，一声比一声更清脆、圆润、婉转、高亢、催人奋进、撩拨心弦的声音。它们都是在清晨才啼响了的。然而，至今我也没有改变不买手机的想法。

家里虽然有电话，熟知我的人，晚上9点以后，也不会再与我联系，那样会搅乱了我晚间的安宁。如果手机中群发的垃圾短信，不停歇地响起，那样会严重地干扰我的正常生活；毫不夸张地讲，会更快地将我推向衰老、甚至是死亡。

我有一个上小学一年级的外孙女，曾向我提出过要求："我要一只手机！"

我问："为什么？"

"人家都有！"她理直气壮地说。

我断然地回绝了："每天早晚都有人接送，你没有必要要手机！"

"人家都有！"这是很多人追求时尚的充足的理由，就是这样简单，这是无法改变的现今社会的羊群现象，随波逐流。在美国时的一个周末，我曾随一位实验室的技术员，驱车去参加他所在教区的活动。汽车风驰电掣地奔驰在宽阔的高速公路上，迎面是由高大的两匹马拉着的一辆黑色敞篷车，赶车的人穿着黑色的衣服，手里拿着鞭子，悠然自得地在高速公路上慢悠悠地移动。让我觉得惊愕，这两者之间的速度之差，形成了天壤之别。

美国人告诉我，这是一支由欧洲迁移过来的、信奉东正教的阿密什族。他们多年来，保留了自己民族的文化传统和习俗，他们与现代化的一切设施都是隔绝的：没有汽车、不看电视、不用煤气，过着悠闲的田园生活。他们的教育也是独立体系，一般青少年念到中学，偶有外出深造者。他们不卑、不亢，周围的人也没有把他们看成异类或歧视他们。

本来世界就是多元化的，每个人都能自由、安逸、快乐且不受干扰的生活，这就是人生的最大的幸福！

关于手表的那些事儿

手表对于上班族来讲，在以前是不可或缺的工具，甚于笔与眼镜，因为后两者是某些人必须使用的。近年来由于手机的广泛普及，功能已经部分代替了手表（比如看时间），但手表依然不能完全被取代，它除了显示时间的作用外，还有着某种装饰、展示社会地位的作用，因为一只名表的价格可以不亚于一辆豪车。但对于我来讲，它只有单一的、非常至关重要的功能——显示时间。而我想拥有一块表的渴望，细想来是从大学四年级下开始的。

那时我已经进入临床课的实习，做了实习医生。老师带着我们到病房里看患者，当然都是一些病态体征，比如：心脏杂音、肺部的啰音、肿大的肝、脾……尤其是心脏病患者，数心率是十分重要的；没有表是无法准确地记录下心率的，如心跳快，快多少？慢，又慢多少？有时碰到抢救患者，要在记录的表格中登记下观察的时间，危重患者的抢救记录是要以分、秒为单位的。为此常常失去了与患者直接接触的机会，但我却没有勇气向家长提出要买块表的想法。当时父亲赋闲在家，家里没有固定的收入，而我们姐妹五人中，有三个人在上大学，虽然都有不同等级的助学金，但依然为父母增加了不小的负担。虽然那时手表已经成为了我要当医生的必需的学习工具，可我不忍心再增加父母的负担……

见习医生是以小组为单位，有时是两人或三人一组，其中必然会有戴表的。我的组里有一位男同学，将一块怀表打了一个铁皮托儿，戴在了腕子上。他第一次露出了胳膊，将在场的人都镇住了。至今这对于我来说都是一个谜，他怎么能想出这样的狠招儿，又是谁为他打了一个铁皮托儿，他父亲是车工吗？自制的手表可以解决时间问题，他戴了很长时间。现在他已定居国外，也就没有办法搞清这块表的来龙去脉了。我知道父亲有怀表，可我是女生，我还没有胆量去做这样出众的事情。

关于买表的事情父母也曾不止一次地谈论过，有时是我在场，有时是我不在场、偶然听说的。大姐也是北京医学院的毕业生——我考医学院是受了她的"教唆"，手表对于医科大学生的重要，家人必然有所了解；而大姐在上中学时，家中的经济正处于顶峰时期，父亲为她买的是最好的瑞士坤表，让她不仅当实习医生，就是做临床大夫也不会为手表发愁了。

此外，我从初中起开始在报刊、杂志上发表文章，零散地收到了一些稿费；那时取稿费仅需要本人的印章即可，每次都是母亲去取。最大的一笔是 20 世纪 50 年代初，出版了一本儿童短篇小说集，稿费是 500 多元，当时中学生的助学金是 5.6 元/月。要说那时买块表没有问题，可我从没有问过这些钱去了哪儿，花在了什么地方。母亲支撑着这个家，十分不容易。再说中学生用不着戴表。

待到着急想有块表的时候，对于一个学生来讲，能刊登篇稿子，也并非是一件容易的事情，咱又不是专业的！

做见习医生的时候，为了借手表，常常用多做宿舍值日、帮助缺课的同学补笔记等作为条件。第五年的实习医生，可是一个难迈的坎儿了；不仅要独立地管理患者，有时还要值夜班。况且四年级结束，从城外搬进城内医院的宿舍，开学要是还无表可戴就遭殃了。那种煎熬劲儿真是令我十分灰心、沮丧……

正在我走投无路时，一天回家，发现在自己的床头柜上，放着一只不大的小木盒子，虽不精致、美观，但十分周正、整洁。

妈妈平静地对我说："打开来，看看吧！"

原来是一只八成新的瑞士英格尔坤表，我真是喜出望外，仿佛是绝地逢生一样，立即冲过去，将妈妈紧紧地抱住了。她却在我耳边低声说："去谢谢他！"

我发现爸爸坐在堂屋的八仙桌前，正在抽烟，我立刻跑过去，对他说："爸，谢谢你！"

他轻声地说："这是救急，以后自己有能力了再买新的！"

爸爸长得高大魁梧，黑黝黝的皮肤，浓浓的长眉，一对狭长的眼睛，由于总是吞云吐雾，两只眼睛似乎从没有睁开过。他常年在矿山上工作，云游四海，难得待在家中。他有频发的家庭暴力记录，我们都十分惧怕他。在我的记忆中，很少在他的脸上露出笑容。因为赋闲时间较长，情绪一直很低落。后来妈妈告诉我，手表是爸爸卖掉了自己一件海军蓝的、上好的呢大衣，换来的。而这一切是他自己一个人操作完成的。

这对于父亲来讲是确实有难度的。平时对于生活的事他一无所知，虽不能说像大门不出二门不迈的"大家闺秀"，但正是由于他的性格和当时的处境，连香烟都是妈妈替他买回来的，他难得走出家门，更别说去闹市用大衣换手表了。对于他来讲，那应该是一个相当繁琐的、陌生的，甚至是难以执行的程序。特别是他不仅不熟识街道的布局，哪里是当铺，哪里可以买到旧货……都一无所知。而且他不认识字，连自己的名字都不会写，这无形之中增加了很大的难度。他从没有讲过整个事件的详情。妈妈曾经问过他："你不怕自己换亏了？"

他却说："物有所值，换回来需要的就行了！"

父亲对于钱的态度是十分潇洒、从容的。记得 20 世纪 50年代，国家当时遭受了自然灾害，政府部门来家里，向他宣讲情况，希望他有所表现。由于赋闲，他表示拿不出现金，但却捐出了一所四合院（现在依然还在西城区的石灯庵胡同内）。

从此我与这块表就如影随形，或者可以讲它已成为了我身体上不可分割的一部分。不仅在医院，后来我下乡巡回医疗、赴地质队体验生活、漂洋过海进修学习……我的足迹到过的地方，它都紧紧地跟随着我。两次奔赴藏北高原，又深入碧波无垠的东海、南海，到那里的钻井平台上；后来又跨出了国门……手表也和人一样，也会老，走不动，最后它停了摆。三十多年后，我又换了表，不论是国产的，还是进口的，我都要有荧光显示的，特别是在黑暗中看时间，它们都会幻化成父亲为我买的英格尔表……

由于自己一生从事着两个职业，每天都像进行着马拉松长跑一样；我曾说过：在占领时间这个财富方面，我是一个捉襟见肘的乞丐，因此在花费每一分钟时，我都是一个悭吝人！父亲为我买的表，无疑在实现我的诺言中起了至关重要的作用。

梁启超之死

梁启超（1873—1929 年），中国近代著名的政治活动家、启蒙思想家、教育家、史学家和文学家。他又是戊戌维新运动的领袖之一，是最早的新型知识分子，堪称中国知识分子的第一人。他影响了半个多世纪的知识分子，他是爱国知识分子的典范。

此文不涉及他在各项事业领域中的卓越成就——可以说其中任何一项成就都足以令人景仰，足以使一个人功成名就，足以奠定一个人的历史地位；本文仅谈谈这位学问大家在罹病之后的，坦然若素的超凡脱俗的气度，这也无疑地又为他走完的短短的 56 年的人生历程，加上浓墨重彩的一笔！

梁启超 56 岁英年早逝，关于他究竟是怎样死的，在既往已出的多种版本的传记中，各说各话。直至《梁启超家书》中，从他频繁地写给子女们的信里，其弟梁仲策和其子梁思成的文字叙述里，以及林洙（梁思成的第二任妻子）为此书写的后记中，作了较详尽、真实的说明。此外也参看了费正清夫人费蔚梅所著《梁思成与林徽因》一书，试图将其串联起来，让读者对于梁启超的死，有一较全面的了解。

1926 年 2 月 18 日，给孩子们的信中写道：我从昨天起，被关在医院里了。尿血，初怀疑"膀胱中长了一疙瘩"。其实半年前已有症状了。

1926 年 6 月 5 日，致思顺书：我受手术十天之后，早已一切如常。

1926年9月14日，给孩子们书：已证明手术是协和孟浪错误割掉的右肾……没有丝毫病态。

当时协和医院的医生误割了梁启超无病变的右肾后，社会上引起了很大的反响和震动。学者们纷纷对为他治病的医院和医生进行了谴责，如学者陈西滢写的《尽信医不如无医》一文，抨击得十分严厉，诗人徐志摩在《晨报副镌》，也对此事进行了挞伐。在一片谴责声中，躺在病床上的梁启超，为了维护西医的声誉，曾带病撰文，呼吁人们不要因为个别病例的误治，而全面否定甚至排斥西医的科学性、先进性。梁启超作为被害人，竟然表达出如此冷静、客观、清醒、公正的态度，从中不难看出，作为我国一代大学问家，中国知识分子第一人，其深邃的、超越时空的洞见和令后人崇敬、钦羡的高尚品格。他对手术做最终评价时心平气和地说："这回手术的确可以不必做……手术是这里的医生孟浪错误了。"

何止是可以不用做，而是错误地摘掉了好肾，导致了梁启超的英年早逝。

1927年6月15日，给孩子们书中写道：我一个月来旧病发作的厉害，此后两三年，精神、体力大不如前，每月一次到协和灌血（输血），但仍到处讲学，未尝辞劳。直至（1928年）最后住入医院，仍在执笔侧身而坐，忙于《辛稼轩年谱》的著作。梁启超曾说：战士死于沙场，学者死于讲座。他一生勤奋，各种著述达1400万字。将近36年时间里，在政治活动又占去大量时间的情况下，他每年平均写作达39万字之多，乃至病情深笃，仍不忘著述，身验斯言！

关于梁启超的真正死因，由于事关一起特大的医疗事故，为了维护协和医院的声誉和抑制住社会各方面强烈的反响，此事一度被作为最高机密，保存下来；直至主刀林某去世后，才真相大白，并在教科书中，将如何识别左、右肾写入其内。作为梁启超的家属，直至 1971 年，其长子梁思成在北京医院住院期间，才由他的主治医生任大夫告知了实情。梁启超先生因患肾结核，尿血多年。由协和医院诊断并决定切除因结核菌侵入破坏的一侧肾。据当年参加手术的实习医生透露：值班护士用碘酒在梁的肚皮上，误将右肾标成了左肾。手术是当时协和医院的权威林某主刀，由于大意，没有再次仔细核对患者的 X 线片子，把那只健康的肾切除了，而将已经坏死的功能差的肾留了下来。这是一起严重的医疗事故，在当时虽已被发现，但却无法挽救了。

这一严重的医疗事故，无疑地大大地缩短了梁公的寿命，使他英年早逝，年仅 56 岁就离开了。

临床有许多例子可以说明，切除患肾结核的一侧肾，不会影响人的生活质量，更不要说缩短人的寿命了。众所周知的我国泌尿外科的奠基人——吴阶平教授（1917—2011 年）年幼时即患有肾结核，22 岁时（1939 年）将被结核菌破毁的失去肾功能的肾摘除。当时，他正值在协和医学院读书，休学一年后，继续学习，并终身从事外科，直至 94 岁高龄才仙逝。多年临床实践证明了这样的事实。

设想如果当时梁启超在协和被成功地摘除丧失功能的左肾，他可以健康地、有朝气地生活下去。虽不能以吴阶平教授为生命的标杆儿、活过 90 岁，但活过 80 岁总不算高估。这要推算下去，他还可以再活 1/4 世纪。像他这样一位大百科全书式的学术宗师，会再创造出多少精神、思想的财富，至今估算起来，都会令人觉得扼腕、悔恨、痛惜……俱往矣！

此外，医学技术近年来有了突飞猛进的发展，血管外科更是有了长足的进步。近日发生在某肿瘤医院的一例医疗事故，即将左、右肾的位置搞错，误将没有肿瘤的好肾切除了。幸运的是及时发现了，即刻进行切断部位的血管吻合术，及时恢复了供应被切除肾的血流，阻止了一起重大医疗事故的发生，否则后果不堪设想。尤其是当今医患关系恶化，由此导致的社会影响，无疑是一场无法承受的梦魇。

当前，屡屡发生的令人匪夷所思的医患间的伤人事件，有些只是因为患者对于医生的技术期望过高；不可否认，当今医疗技术尚有一定的局限性。医生在诊治的过程中，双方都要有承担风险的思想准备，当然也绝不能排除医生自身的缺陷；此外医疗体制也有很多不尽如人意之处。然而，患者甚至家属，对医生不仅大打出手，还有手持尖刀的，意欲直取医生的性命；虽未身临其境，仅仅是耳闻，已有不寒而栗的感觉了。这是怎样的一种凶狠的置人于死地的畸形心理，着实令人无法理解。如果此类人没有精神疾病，只让人鄙夷、嫌弃、厌恶。医者即使触犯了法律，会有相关的职能部门处理，任何人也没有剥夺他人健康和生命的权利。但这类恶性事件，近日却屡见报端，不能不发人深省。

近代的先哲们——梁启超等人，也为我们树立了良好的榜样，有些中国人大概是数典忘祖，忙着追赶当下的时尚，坐进风驰电掣的市场经济的翻滚过山车，去追求自身利益的最大化去了！别忘了，小心过山车的高处不胜寒！

设想如果梁启超为了在协和医院被割掉了一只好肾，和他们较起劲儿来，利用他的社会影响和他可以调动的力量，严惩当事者，甚至判刑……协和医院恐怕也会受到舆论的多重打击。但梁启超并没有那样做，后来血尿频繁发作，他仍然住在协和医院，接受医生们的治疗。这是伟人的胸怀，中国第一知识分子的海量，我们后人应引以为傲！

旅伴儿

"旅伴儿"虽不能与"伴侣"一词相提并论，可在一次旅程中还是十分重要的。虽谈不上感情深笃，至少是情趣相投的朋友；退一步讲也应该有共同的语言，要知道这是一次长达一周的在美国西部的旅行中彼此相伴而行。

我在美国待了整整三年，这三年中我不仅没有回过国，连 X 城都没有离开过。理由很简单——我没有钱！自从圣诞节前，意外地通过博士资格的测式，思乡之情油然而生，我恨不得插上翅膀飞回去；但系里尚有些琐事亟待处理，暂且离不开，可是一件意想不到的事情竟然找到门来。

实验室的小陈拿给我两张长途汽车票，"去旧金山的，三天后动身，还有一个旅伴儿……"那样子显得十分友好，绝非硬性推销。对于我来讲，这也是具有极大的诱惑力，不仅动身时间合适，而且票价也能接受，况且我从没到美国各地游览过。去领略一下西部牛仔的故乡，是我巴不得的事，此外还有锦上添花的一位旅伴儿，可消除长途旅行的寂寞。

拿到票后，白天忙系里的事情，下了班就去处理旧货的地方。我总是需要带些礼物回家，人们想着我在美国挣了大钱，该衣锦还乡了。他们哪里知道，我是靠读书考分挣美元，这钱挣得有多么艰难。依靠回答考卷的评分过日子，这是知识分子中最无能的一种职业和谋生手段，可谁能理解呢？

　　我与旅伴儿是上车前十分钟、在城区的汽车站相遇的。她是一个非常普通的中年妇女、头发已略有些花白，当我转身和朋友告别，再回转身时，竟然不能从那群送她的人群中将她辨认出来——我真担心在旅途中会将伴儿丢了。上车后才发现只有我们俩是中国人。我刻意记住了她的名字：任淑贤！俗不可耐，千篇一律，没有任何特征。经过认真考虑，我最好是喊她任老师，心里却叫她老任。

　　我们虽然没有见过面，但通过电话，对旅游的方式达成一致意见，不投宿，白天旅游，晚上乘车。这儿的长途车每隔一段时间就开过一辆，昼夜不停。如果夜间坐车，旅客上不满，能多占据一些空座儿。

　　老任坐在我的前面，虽然我不想，也没有兴趣去考究她，可目光常常不由自主地落在她身上。看着她的衣着、打扮，自然地使我联想起，从家乡乘坐开往县城的长途汽车里的人。据说她是访问学者，不仅在美国已经住了不短的时间，她所持的护照，是可以多次回国不用签证的。

　　靠近厕所的后车厢内，有三个黑人喷云吐雾，还张牙舞爪地狂笑，一想到前边坐着老任，心里就踏实了许多。由于是下午上的车，第二天早上才到 Y 城。傍晚车停在公路旁的快餐店，让大家方便进晚餐。老任十分不情愿地走下车厢，肩上还背着背包。

当我们坐在快餐店里，老任只要了一杯热咖啡，她从容地将背包放在双腿上，打开一个纸包，里面装着巧克力饼干，一看粗糙的外表，就知道是自己家烧烤的。

天微微亮时，车已钻进层峦叠嶂的群山中。天空灰蒙蒙的，不知从什么时候下了雪，细细的雪粒将远近的山峦变成了白茫茫的一片……司机不知何时换了个女的，她站在车头向大家挥手喊着……我还没有听清她在说什么，老任竟然已向门口走去，出乎我意料，她反应如此敏捷！我是最后一个下车的。原来汽车的轮胎陷进冰水中，老任居然置身在一群膀大腰圆的黑人之中。我插不上手，再说车子要动也不缺我这点儿力气了。

车终于推动了，但女司机好像出了点故障，她仄着身子从车头跳进驾驶台。车在丹佛市前停了下来，行程中，这儿原不该停车的，但颠簸了一夜，大家都巴望下车活动活动已经僵硬了的肢体。路边有一个西部牛仔风格的小酒吧，粗糙的木质结构，房檐上有厚厚的积雪和冰柱，还有那阵阵随风送到耳边的粗犷、激昂的音乐旋律……我是要下去的，至于老任，悉听尊便。

当我在酒吧里坐定后，发现老任没有来。这在我的意料之中，我想像她一定在咀嚼着那掉了渣儿的巧克力饼干呢。她是那种不懂得什么叫"享乐"的人。回到车上，看到司机旁围了一些人，不知道发生了什么事情。我是不喜欢凑热闹，管闲事的，可女司机是牵涉着我回家归期的人，便身不由己地围了过去。我看见老任站在司机旁说着什么，发音虽不纯正，但意思能表达清楚。

"……你的腰用力过猛……我这里有一些备用的中国成药，可以使用……"老任将手中的膏药贴在女司机腰上。

当她空着手回来时候，我实在憋不住了问："你要了她多少钱？"

　　她竟一下子愣在过道没有动，十分费解地问："你说什么？"

　　我真不屑理她，多么简单的事情，在这片土地上没有免费的午餐。连顿快餐都舍不得买，为什么不敲美国人一笔钱呢！这没什么可以含糊的，不要钱也绝不表明什么清高，即使不是白痴也只能说是个傻帽儿。我佯装将脸扭向窗外。车开动了，也将我们之间的僵持解了围。

　　车到丹佛市，女司机对老任唯一报答，就是一句简单的话："谢谢你！"

　　丹佛市在美国西北部，是一座十分有特色的城市，城市前方，有雪盾似的山峦盖，单就那些在街道两边、五光十色的商店就足够吸引人的。当我们从车上走下来的第一步，分歧就开始了。我想逛商店，她想参观博物馆……争起来互不相让，她甚至提出来分道扬镳，最后还是我顾全大局让了步。这样别扭，自然是玩得不够痛快。我们比预想的时间提前回到了汽车站。

　　她自然是不去快餐店，我也摸透了她的脾气，连问都不问她就自己进餐了。我真奇怪，她的背包里不知背了多少巧克力饼干。回来后，老任在候车室吃苹果，还为我占了一个位子。她递给我一个苹果。我看了一眼没有接，这苹果让我有些疑惑。X城的街道两边栽着一排排供人观赏的苹果树，果子熟了都自然地掉落在地上，这苹果不仅色泽不佳，还有一块黑斑，我想可能是从街道上捡来的……老任并不坚持，将手中的苹果又放进书包里。

　　在我的座位前有一个钓玩具的大玻璃箱，只要向投币口放入一美元，一只长长的钩子任你使用，去垂钓那堆放在一起的玩具。那些玩具都是长毛的，有米老鼠、唐老鸭、大灰象、长毛猴……

但并非每次都能钓到。我已投了三枚硬币，依然两手空空。我身旁站着一个黑孩子，他瞪大眼睛看着我。我刚刚要投进第四枚硬币时，广播里传来播报车次的声音。我只得停下来，招呼老任接替我。搞清播送通知再回到原位，一眼就看到那个大眼睛的黑孩子，手里抱着一只毛绒的、灰色长鼻子的大象，他正冲着我微笑。

老任赶忙解释说："我手气不错……"

我真想一把从黑孩子的手中把大象夺回来。孩子看出我的不满，眼神中流露出了恐惧，唯恐失去怀中的宠物，本能地后退一步，脸上的微笑立即凝固了。我气冲冲地质问老任，"你有什么权利将钓到的玩具送他！"

老任愣了片刻，突然由座位上站起来，直向装着玩具的大玻璃箱走去，看样子她想再来一次……要不是我们乘坐的汽车已经到站了，我们之间的争执是无法收场的，但这并没有平息我心中的怒火。要知道一件美国制造的玩具，对于国内的人来讲是一件多么贵重的礼物，这也是我在超市里不敢问津的。老任那毫无表情的面孔看不出一丝歉意，让我隐隐感到还有点儿不屑一顾的意思，这越发激起了我的不满。

一波未平一波又起。因为我们上车早，占到了两排较满意的座位，这样就可以卷曲着身子躺下来，不至于整夜都僵直地端坐着。在车快要开动时，上来一位年轻的黑人妇女，她怀中抱着一个小孩，身后还牵着一个。这小孩怀里抱着一只毛绒的长鼻子大象。车上的座位并没有满，还有一些零散的空位子。她的眼光有些为难和踌躇，她不愿意将自己和孩子们分开。突然老任站起来了，毫不犹豫地将背包和随身带的东西都拿到我这排座位上，把自己的座位让给她们。"你有什么权利侵占我的位子！"我虽然没有说出来，但目光里充满了愤怒——想做"雷锋"？这可不是在中国，用不着！

忽忽悠悠地一觉醒来，车子竟停在山坳中。从结冰的玻璃车窗向外望去，既看不到高大的建筑，也没有宽敞的农舍。仅从那山梁高低的落差间看到一些黄澄澄的土地，才知道进入了西部高原。现在，我所关心的是，车子为什么停着不动？车上的人没有骚动，只是小声地议论着，我听不十分真切。车子已经停了很长时间，肚子开始咕咕地叫着，胃里有种强烈的饥饿感。可车子停在上不着村下不着店的地方。

老任像自言自语，又像是对我说："车子抛锚了……"她从背包里掏出巧克力饼干，我立即就情不自禁地咽了一大口唾液，真不知道她书包里装了多少？她将巧克力饼干一把一把递到人们面前。首先就是那个黑孩子，甚至后面两个成年人也吃了几块。饥不择食，尽管我觉得口干，说实在的，咀嚼起来还是很有味道，并不亚于平时在超市买的高级饼干；再看老任时，我发现她那略显苍白的脸上有些疲倦，这时我才想起来，我躺了一夜，而她一夜一直坐着，对于年过半百的老任来讲，也真够难为她的；心里对她的嫌恶之情渐渐地变成了一种怜悯，甚至还隐隐地觉得有些不安。她太不了解美国了。

老任又将自己带来的苹果开始与大家分享，就连车厢后三个喷云吐雾的黑人也各拿一个。这回我没有拒绝她，都来不及详细审视那苹果上的黑斑，就深深地咬了一大口，又酸又甜，味道好极了。老任的口袋明显的瘪了，她本该换回一把厚厚的美元，可她得到的却是感激的笑容和不同声调的"谢谢"。

六天后，当我遥望旧金山那参差不齐高耸入云的群体建筑时，全身宛若散了架一般，真恨不得一步由汽车迈上飞机，赶快回家。车子缓缓地开进车站，我想，这回真的要分道扬镳了。我刚走到车门口，门旁站着一位金发碧眼、俊美潇洒的年轻人，他冲着我微笑，而且高高地举起两只粗壮的手臂，嘴里还在喊着什么。我被搞傻了，本能地回头看老任，原来那洋鬼子就是冲我身后的老任打招呼呢。老任对他介绍说："这是我的朋友小夏，她刚通过了博士资格的考试。"

"非常高兴见到你，我叫詹姆斯。"小伙子热情地向我伸出手。

"詹姆斯是肿瘤所的博士。"老任说。

詹姆斯有礼貌地拿过我的手提箱，快步地向路旁的一辆轿车走过去。我们坐上有空调、放着轻松音乐的高级轿车，风驰电掣地从金门大桥上一掠而过。我真想振臂高呼，身旁的老任却斜倚在靠背上熟睡了，呼吸极均匀。一路上詹姆斯都在对我说着话，话中夹杂着中文，"……车子晚点了，坏了两次，我都知道……当然是打电话。真有意思。任教授可是位大名鼎鼎的人物，每次他们都会肯定地说，有一位中国妇女在车上，她是位非常热心公众事务的人。顺便说一下，一位女司机还要我向她表示谢意……"

车在一幢精致的楼房前停下来。"这是我祖父母的房子，他们去佛罗里达州的姑妈家度假了，由我来接待你们。"詹姆斯说："请你们代劳看房子了。"

我笑了，说："我们应该谢谢你，至少免除了找旅店之苦。"

"可我又能到哪儿去找这样能信赖的人呢！"詹姆斯边钻进汽车里边说，"你真幸福，有这样好的朋友！"詹姆斯开车走了，我却呆呆地站在台阶上回味着詹姆斯的话……

厨房的冰箱和壁柜内有很多食品，我又在车库的冰柜里发现一些牛排，平时难得买这种高级食品。我兴冲冲地去拿了两盘，准备烤着吃。老任说："冰箱里还有打开包装的鸡腿。"我虽然满心不高兴，但还是将牛排送了回去。

晚饭后，我赤着脚踩在毛茸茸的地毯上，坐在32寸的大电视机前，心想，如果找旅馆，这样的条件需要多少美元一夜呢？于是便问老任，"你猜猜看，咱们要是在旧金山租这样的房子，上百美元还是几百美元？"

"嗯，嗯。"她手里翻着大堆的材料随声应和着。看得出来她既没有认真听我讲话，也没有看电视。

"这儿有这么多房间，我们何必守着烙饼挨饿呢？你可以随便挑一个房间用！"我说。

"不用了，这声音对我来说没什么影响。"她头也不抬地说。

老任在旧金山的活动排得满满的。第二天，詹姆斯就接她去实验室。她给我充分的自由，可以自己活动，我回国的机票比她早两天。整个旅途上，我一直在设法摆脱她。现在当她给我这个机会时，竟令我感到怅然若失。经过再三思索，我决定跟老任一起活动，凡她参加的会议，我场场出席，以至于让美国人误以为我是她的助手或研究生。慢慢的我搞清楚了，这是一场有关肿瘤病因的探讨交流会。老任在事先做了充分准备，不仅备有发言提纲，还有翔实的幻灯材料。她的长篇发言反响强烈，会后很多人都争着和她交谈。由于她应接不暇，有些人错把我当成了她。说实在的，对他们谈论的术语我一窍不通，但我隐隐约约觉得老任的分量。

我曾提醒老任："你的演讲中有许多新进展，这样的演讲是应该收费的，这是美国的规矩，付出的就要有报酬。"她像外星人似地看着我，半天没有讲话……

"真怪，"我继续开导说，"别以为提钱就不高兴，这里是离开钱一步都行不通的美国……"

她认真地看了看我，说："你讲的并非没有道理，但我认为并不十分全面。难道世界上除了钱可以沟通人与人之间外，就不存在别的什么吗？比如，这儿的研究所可以为我们提供一些试验用药。这些药不仅价钱昂贵，有些是市面上没有出售的。此外，还有一些重要的，没有见诸杂志的新进展……另外我早就想告诉你的，我们吃的巧克力饼干，是我的老房东在我临行前，戴着老花眼镜为我烤制的。她早有预见，万一汽车在路上抛了锚，会派上了用场的……人与人相处，总之，有些事情不能计算得太精确……"她似乎还有些话想讲，但詹姆斯突然来访，他带来一个令人愉快的消息，晚上开车来接我们去看新上映的电影，要是自己买票又得几十美元。

如果机票可以延期，我真想和老任一同回国，这仅仅是一个美好的愿望。一想到明天就要分手，还有些怅然若失呢！在这个没有熟人的城市，老任抽空来送我。上飞机前，她递给我一只毛绒的大狗熊，"送你的礼物。"

这是一只真正的美国高级玩具，要得到它至少得几十美元，一路上老任省吃俭用的钱都不一定能买到它。

这只憨态可爱的狗熊我一直带在身边，回国后也没送人。一看到它就让我想起我的旅伴儿，老任！

最不受欢迎的患者

她觉得非常疼，钻心一样……迷迷糊糊地觉得自己误入了西双版纳的热带雨林之中，参天的、阔叶的大树，粗壮的枝杈上，攀爬着共生的藤蔓，仿佛是挺拔的、伟岸的绿色巨人的虬须，它们所搭起的厚厚实实的密不透风的绿色"天棚"，使她只觉得眼前黑漆漆的，辨不清周围的轮廓……偶尔有一束细细的、滚动着的光带，从厚重的绿叶搭成的天棚中的缝隙射了下来，它所照亮的地域是有色彩的，局限的。她朦胧地觉得这是白天——如果是深夜，那将加重四周的漆黑。她恍恍惚惚地觉得自己陷入了一个墨绿色的深渊之中。脚踩在厚厚的、变了质的、湿乎乎的破败的落叶堆里。数不清的蚂蟥叮咬在自己的双腿上，她觉察了，它们在快速地吸吮着她身上的血液，可她却没有力量将它们从自己的身上拔出去，只有听其自然；吸饱了，它们自然会离开的……她望眼欲穿地盼着穿过这片热带雨林……

现在她觉着钻心样的疼，不单单是吸血，而是想要刺进内脏……她本能地喊了起来，用手去遮挡……但两只手都被绑了起来。她开始了本能地求生挣扎……

"陆大夫……"

耳边有人大声喊，还用手，使劲儿摇动她的肩膀。"陆大夫，醒一醒！"

她睁开了眼睛，两只手动弹不得，被捆在了床边，床四周都有白色的护栏。这是躺在那儿？不是在自己的家里。她琢磨着。

"您不要乱动！给您扎的静脉针脱出来了，要重给您扎……"声音十分平和。

"我为什么在医院里？"陆大夫像孩子似地问。

"您忘了，您发烧、得了肺炎，在等着住院！"一个圆脸的年轻护士说。

她想起了自己是躺在医院的急诊室。那茂密的亚热带的原始雨林，像旋转变换的舞台的布景，瞬间消失了。她躺在急诊室走廊的一个角落里，在等待住院……到底来了多长时间，她并不清楚，她没有准确的时间概念。这里十分嘈杂，只有灰白颜色的屋顶和霓虹灯旁飞舞的小昆虫，头顶上，小虫嗡嗡地飞来飞去，走廊里人来车（医院里推患者的平车）往，没有片刻停息。她年纪大了，一个人在家里清净惯了，不适应这样繁杂的环境，挣扎要坐起来——

"我要回去！"

"您不能走！您的肺部感染还没有控制，还在发烧呢！"一个戴着船型白帽子的年轻护士说："再说了，您的主管大夫还没来上班呢，我们可做不了主……"

陆大夫顿时安静了下来，自己做了半个多世纪的临床大夫，深知这离院的手续不是简简单单就办了，尤其在清晨——急诊室最繁忙的时候，不应该给少数值班的人添了乱……她不再做声了。

卫生员小耿以前不认识陆大夫，最近她常常来看她，而且说是自己的母亲让来的。原来小耿的母亲，年轻时患上了风湿性心脏病，生了两个孩子后，心脏情况明显变坏，常常来医院看急诊。那时陆大夫在急诊工作，每次接诊都是细心检查、及时进行治疗。

用小耿母亲的话讲："死了都无数次了，我的命是陆大夫给的。"现在小耿母亲的身体还行，生活能自理。原来家就住在医院对面的胡同里，现在拆迁了，被搬到了远郊，进城不太方便。听说女儿在医院的物业公司找了工作，每次回家，都让女儿打听陆大夫……

谁料到，小耿刚来医院工作，就听说陆大夫躺在急诊室的走廊里，有好多天了，在等着住院！真奇怪，在这儿的医科大学毕业生，又在医院里工作了半个多世纪，怎么就住不进自己曾经管过多年的病房呢?！小耿母亲比谁都着急，每次回家都会问这事儿，还张罗着要到急诊室看陆大夫，吓得小耿都不敢回家。但她向母亲保证尽自己的力量，照顾陆大夫，像对自己的母亲一样——因为那是母亲的救命恩人。再说了，母亲若没有健康的身体，小耿恐怕就会失去了母爱的庇荫。

可作为一个卫生员，她除了打扫卫生外，所能做的事情就有限了；物业公司是刚刚承包了医院的后勤，而工人是由四面八方应聘来的，大家对医院的情况也并不摸底。她道听途说的消息，并非病房没有一张空床，至于陆大夫为什么就一直睡在急诊室的走廊里，她不清楚。

她曾做过一次十分冒失的事，病房通知有床，收一个女患者。小耿值班，竟然故意将陆大夫推进了病房。她想得简单，生米煮成熟饭，反正陆大夫早就联系多次要收入病房了。谁料推着陆大夫的平车，刚刚经过病房的护士站……

护士长看了一眼，以手示意，让她将平车推到墙角，转身冲着电话走去，边走边叨唠："怎么会送来了最不受欢迎的患者!"接着她在电话中与急诊交涉，说收错了人。当然理由不是讲送来的人，为什么是最不受欢迎的……而是说这张空床不适合收住陆大夫……她讲话不仅声音大，态度也显得很激动。

结果自然陆大夫又被停放在急诊室的走廊里……

小耿差点儿因为送错了人，被炒了鱿鱼。有人怀疑她居心叵测。可急诊室的护士长却竭力反对，理由是她在急诊室工作很尽心，小耿除了做好本职工作外，还义务地照看陆大夫，而且现在是唯一可以和陆大夫很好地进行沟通的人……

小耿倒也不怕炒鱿鱼。她说："那我就一门心思照顾陆大夫……"不过她有顾虑，怕陆大夫会付给她护理费。这事儿母亲曾叮嘱过她："别钻进钱眼儿里，妈妈的命是陆大夫给的，替我照看她……"小耿是个快性人，这可能是秉承了母亲的性格，再加上在兵团中的磨炼、摔打，人亦能吃苦、动作麻利，关于陆大夫护理的杂事，她就主动地承担下来。

陆大夫那满头白发，杂乱无章地堆在头上，虽不能说满面污垢吧，十多天来，她也不能按时洗脸。急诊室里有护士、护工，可没有专门照顾她的，也就形成了人人都不全管的局面。她还在发烧时，从床上掉下来一次，好在只是皮肉擦伤，并没有骨折，后来才在床旁加了护栏。其实最初几天，她是被安置在长条凳上的，是经过多次与急诊护士长交涉、争取，才换了床。

护士长辩解道："陆大夫应该被收住院的，我们估计在急诊室待不长，谁料竟然住下来了……"

本来急诊室就是出院与住院间的过渡地段，大部分人病情不重，经过治疗后，情况好转，带药回家、门诊随访；小部分疑难、重病患者转入病房。人们原想对付对付，一旦陆大夫的体温退了，就让她回家！但这次她的肺部感染引起发热，体温控制不满意，医生硬把人推回家去，实在说不过去。

她是典型的空巢家庭，老伴儿两年前患癌症去世，唯一的女儿现在定居在美国。将发着烧的她，硬是送回家，无疑是将她推入死胡同。可病房却以无病床为借口，拒绝她住院，仿佛是两队铆足了劲儿的拔河比赛，她是被系在绳子正中、标志着胜负的红绸条子，在不停地左右移动着……别忘了，那是在拔河，而现在一个耄耋老人的生命，系在了两边较劲的绳子中央，那可是将风烛残年、危在旦夕的老人，陷于命悬一线的险境中。

有人曾建议将她送入精神病院……可又没有更多的说服精神科医生的理由，特别是肺部感染一直没得到控制的情况下；体温高的时候，她精神是有些恍惚，但并不吵闹，要不是长条凳太窄，翻身时摔下来……应该说她还是合作的。刚到急诊室时，她就要求住院，还曾经提出请院长来谈话……后来她不再提了，也许是她遗忘了，或者她觉得这是一件无望的奢求。

关于陆大夫究竟为什么是不受欢迎的患者，由于小耿在医院里工作时间短，再说工作性质也决定了不可能了解到核心的东西。可她却片言只字地听到了周围有些人的抱怨："她管得可宽了，就像安装在病房的'电子眼'，而这个'电子眼'不仅可以变换方位，还是可以移动的。"护士到病房的杂物间去取尿便标本、送化验室时，有几回标本撒了，她索性连化验单揉一揉，都一股脑地扔进了污物桶中，省得被找麻烦。陆大夫常常会令人意想不到地出现在杂物室，会当面指出护士的责任心不够。现今能全盘接受意见的人毕竟是少数，人们大多都觉得她是"狗拿耗子"多管闲事。往往是事与愿违，其结果不仅当时她与护士间不欢而散，糟糕的是会碰上院际间、院内科室对口检查，病房的评分自然会受到影响；这可是与全病房的经济利益挂钩的，每人分到的绩效工资自然减少，那陆大夫总惹翻的不仅是一个护士，而是全病房的人。就连被丢标本患者的主管医生也会埋怨："标本丢了，别说是大、小便，就是血洒了，再抽一管，这都是见怪不怪的事情。非要闹大发了，年终奖受到了影响，可没有地方补去，其他评上先进的病房，丢了的标本并不比我们病房丢的少！"

有人私下劝过她，可陆大夫认死理儿，"患者认认真真留的标本，还有那儿胳膊上取出来的一管儿血，怎么能掉以轻心、敷衍了事，丢了扔了都司空见惯了。做得不对，就得说！"瞧，这就得罪了一大片！

如果这样的场景、片断，多次重演、反复，说实在的，人们见到她就头疼。当然事情也不能讲得这样绝对。陆大夫在穿白大衣的人群中是孤立的，可患者却都支持她。甚至他们都提高了看管好自己标本的警觉性，放标本的杂物间无形中多了几双警觉性的、监视的眼睛，让工作人员感觉背生芒刺一般，十分不快。

话说回来，小耿心平气和地想，如果自己是护士，也不会喜欢陆大夫，别说是八竿子打不着的人，就是亲妈也得和陆大夫顶嘴、嚷嚷。

毫不夸张地讲，陆大夫现如今在医院里也应该算是祖师爷辈的人物了，还不算在医院读书的时间，她在临床摸爬滚打已半个多世纪了。要说她年轻时，并不是一个较劲的人，大大咧咧，唯一涉及患者的事情，她是一点儿也不含糊。现在自己是患者，更改变不了以前的初衷。每次住院时，医生要为她做血、尿、大便、X线片、CT等的检查，她都要一一了解清楚，不单单是每次检查的结果，还要问一个为什么要做！

其实陆大夫可不是仅仅"自扫门前雪"……同病房的张老太太是密云县的农民，因为肺炎住院，当天拍胸片，炎症已吸收，她准备下午出院。大夫突然通知她要再住两天，张老太太一下愣住了。这些天来她一直吵着要回家，嘴上说想家了，实际是怕花钱。她暗地里和陆大夫叨唠："俺们是农民，挣的钱有限，这一住院就得落下饥荒，啥时候能还上！再说俺们山区路远，虽说交道便利了，那可是几十里的路呢！今天村里有车进城，顺路把我捎回去。这打'的'的钱，咱可掏着费劲儿……"

陆大夫在十年浩劫期间，在远郊区县巡回医疗有一年时间，对那里农民的生活有所了解，看见张老太太像热锅上的蚂蚁似的，坐卧不安，劝慰了两句后，悄悄地走出了病房。

她在医生值班室找到了主管的女医生，问："37床，原定今天出院，为什么推迟了？"

女医生一怔，停顿了片刻说："还需要再补充做些检查！"

"胸片拍过了，肺炎已经吸收！"

"不，是有关类风湿关节炎……"

陆大夫打断了她。"我从没有听说过她有类风湿性关节炎"！

女医生肯定地讲："她说过关节痛，明天正好可以查血，这是新开展的一项较敏感的检查项目……"

陆大夫直率地问："多少钱？"

"也就几百块钱吧！"女医生轻描淡写地说。

陆大夫按捺不住自己内心的愤怒，声音猛地高了起来："……她是自费，是一个农民，而且没有了劳动能力，这几百块钱对于她来讲，可不是一个可以忽略不计的小数目。据我所知农村妇女，尤其老年人腰、腿痛，吃片止痛药就可以，用不着花几百块钱去搞清楚病因。如果这项检查是你们要开展的新的科研课题，抽血前，你要对患者有个明确的交代，虽然她是农民，而这几百元的化验费应该由你们的科研经费付。你准备让她再住几天？"

"一周后化验出结果。"

"那她还需要再住一周?!"陆大夫已怒不可遏地质问："这一周的住院费应该由谁负责，今天下午她原可以搭村里开来的车回家，如果错过了这个机会，一周后，医院安排车送她回去吗？"

女医生面色十分难看，却又无言以对。

"再有，她被抽的血，你们付费吗？因为这不是她本人要求检查的，而是你们在开展一项新的化验项目！"

陆大夫一连串的质问，搞得女医生十分窘迫，最后支支吾吾地讲："我去请示一下主任……"

张老太太并不了解她们之间的谈话。下午，她如愿以偿地搭村里进城的车回山区了……

陆大夫这样做，虽然并没有与患者串通，在人群中进行宣传蛊惑，但她却势单力薄地站在了医生们的对立面。这恐怕会让管病房的医生们心里十分搓火，在她们看来，陆大夫的行为真是有些过头了。

其实陆大夫虽在医院里摸爬滚打了五十多年，但她并不是一个叱咤风云的人物。她不仅没有显赫的家庭背景，也没有惊艳的外貌，平凡得像一杯白开水。连她说话的声音都是细细的，语速也很慢。她住在病房里从没有过大声说话，也没有和任何人发生过龃龉；连她自己都不明白事情怎么会发展到现在这样的局面，在医院内部却成了"如雷贯耳"的知名人物。她不是一个希望引起他人注意，有表演欲望的人，也没有想吸引众人眼球的渴求……可如果有患者来请教她、咨询她，她觉得现在即使自己是一个已经退了休的医生，也有义务据实相告。当然，如果有些事情让她看到了，她不可以不闻不问，她会当场发表自己的意见。

病房中，一位肺炎患者，体温正常后，每周拍一次 CT，进行追踪观察，她得知后当场提出了自己的看法："拍片的间隔时间太短，脸上长个疙瘩，两、三天还不能完全消失呢！再说肺炎不需要用 CT 追踪，不仅费用高，患者接受射线的量也大，照一次相当照几百张平片……"

医生认为这是干涉自己治疗方案的实施，也是阻挠研究生的研究课题的进行——要观察在肺炎治疗过程中，病灶 CT 与平片影像学变化的差别。先撇开陆大夫的个人经验与临床科学研究哪个意义更大不谈，这意见虽然是在办公室提的，但没有不透风的墙。医生再为患者做 CT 检查时，就遇到了很大的障碍，这样一来，医生对陆大夫的不满情绪，也就油然而生了……

大的问题有诸如核磁、CT 等检查该不该做，小的问题是口服药物选得恰当不恰当……现在住院患者的药费，每日都可以看到清单，有的患者一天药费可高达数百元，甚至上千。患者去询问医生，得到的回答是："这是治病的需要！"如果问到陆大夫，她能一一指出一些进口药，说"这种药是进口的，10 元一片，如果改服国产的疗效相似的药，100 片几元钱。中国人还是吃自己国生产的药为好！"

如果患者是公费医疗的，听了这话也许影响不大——反正钱是公家花的。可要是自己掏钱，那就犹如一石激起千层浪！时下的国人在"钱"的问题上，不但敏感而且花起来十分精细。也难怪下岗的或领退休金的，收入都不多，必须掰着手指头花钱，病房中掀起了一阵患者要求改服国产药的小"旋风"。陆大夫无形中在病房中又点燃了一股无名之火，几乎都波及了，看来想要彻底消除她的影响，还真是颇费一番力气。

有些事情的发生往往是意想不到的，穿着同样病号服装的人，在医院内散步或在走廊中相遇，尤其是年纪相仿，相互搭讪是十分自然的事。一次陆大夫碰到了一位从农村来、患了乳腺癌的患者，了解到她在等待手术。言谈话语中她流露出对手术的恐惧，女儿在一旁陪同，听说她是医生，立刻像碰到了未卜先知的神一样，拉着她坐到一旁的椅子上，仔细地询问起来。

女儿十分焦虑地说："在门诊时，已经从我妈乳房的肿块上，抽出了一条肉化验了，取之前也照了相，都说是恶性的，就收住院了。可住了一个星期了，也没有手术，大夫说还要从肿块的不同部位，再取几块肉，然后再照核磁，又是不少的钱……"

母亲满脸愁容，唉声叹气地说："没钱也没有人，闺女在农村里的工厂上班，请着假呢！日子长了也不是一回事。再说我胆小，怕再抽肉了，何况那是不好的东西……"

陆大夫竭力排解母女二人。"你们要找主管医生说清楚自己的家庭情况，还要讲明自己的思想顾虑和要求，我想大夫会考虑你们的意见的！"

她怕患者和女儿不能完全清楚地表达出他们自己的意愿，再说外科医生能不能接受还是问题呢！她曾数次去外科病房想找患者的主管医生，但却没有碰到。一次，外科大夫到内科病房急会诊，这位医生是外科主任，恰恰是她的得意门生——他进入外科还是陆大夫鼎力相助的。

陆大夫拦住了他，由于没有顾虑，讲话直率、坦诚，单刀直入："乳癌的诊断穿刺活检，经病理证实已确定为癌，应该尽快手术，如果再在癌块的部位上，放射状，多方位穿刺，会人为地引起癌组织的扩散，费用必然会增加。医生应该将她看成患者，而不是只看到病，甚至是一块肉！有些不必要的检查，像核磁，对于诊治没有任何补益，还要增加患者的身体、精神、经济的负担。当然如果想搞临床科研，拟定观察的项目要慎重，假如患者被列入研究名单，一定要和她讲清楚，如果文化程度低不理解，可以找家属，应该征得他们的同意。再有多检查的项目在原则上是应该免费的，要从患者身上抽取血液或组织，应该给她们相应的报酬，这才是与国际接轨呢！"她是毫无保留地一吐为快。

那位乳癌患者最后坚持了自己的要求……做了手术后，还特意由女儿搀扶着到病房，与陆大夫道别，感谢她，还为她留了地址，热忱地欢迎她到自己的农家小院坐客。谁料事情到此，远未结束……

由于她是党员，离退休办公室党支部找她谈话，有人检举她接受患者的红包，此外还反映她阻碍年轻医生开展科研项目。陆大夫顿时觉得丈二和尚摸不着头脑，但心里十分坦然，她从没有做过亏心的事。他们拿出了证据，有人看见患者往她手里塞红包……

她想起来了，那天母女二人来病房看她，由于出院急，来不及兑换手里的医院饭票，要送给她，她们僵持了一段时间，病房里人都看到了，但她们在医院门口分手时，陆大夫固执地将现钱塞在了女儿的口袋里，她绝不能占这个便宜。

她理直气壮地说："我这里有她的电话，你们可以直接找她核实。再说住院患者病历首页都清楚地记录着患者的地址，你们也可以入户调查。"

事情发生后很快就搞清楚了，但却令陆大夫觉得费解，人活了几十年了，都快去八宝山了，竟一直没能搞清这复杂纷繁的人际关系。一个与她共事多年的老护士提醒她，"您认真地想想，曾经和谁说过这事情，那就是他……"

其实只有她被蒙在鼓里，她的得意门生，在医院召开的中层干部会议上，将事件渲染、夸大、扩散开的。为这事她觉得十分郁闷，想不到出卖耶稣的犹大，在生活并不乏其人。陆大夫的"最不受欢迎的患者"的帽子，也就被牢牢地套在脑袋上。

说句公平话，为了陆大夫住院的事，离退休办的同志没少找了人，管病房的主任、医生、护士长，院领导……有坦率的不讲无客套话便回绝的、有委婉找推辞的、有满口答应却没有病床的……到头来她还是躺在急诊室，住不进去。其实上两次住院难，已经显露出了端倪，安排她进病房后，人们也好意地劝过她："……年纪大了，住院的机会也就多了。眼下院里有些事情可管可不管的，就不用管。实在看不惯的，不用去看，省得烦心……"

她知道讲话的人是好意，口头上连连称诺，可晚饭，为了一碗榨菜鸡丝面，竟又与营养室发生口角，险些儿酿成了一起群体事件。

她举着碗到配餐室对配餐员说："这碗里找到三片榨菜，两根鸡丝，这怎么能叫榨菜鸡丝面，这是徒有虚名，10块钱一碗，快赶上民航候机楼里的面馆了……"

病房里的患者早就对伙食怒气冲天了，不仅质量差，还每天下午4点半就开饭，尤其是夏天，白天很长，顶不到第二天早饭。提了多少次，没人理——营养室要准时下班！陆大夫一带头反映，结果能动的患者自动地聚集到配餐室，不能动的由家属代表，大家你一言、我一语地嚷起来，搞的配餐员十分狼狈，急忙将院领导和营养室主任叫来，倾听大家反映意见。最终，院方答应今后要改善伙食，当晚每碗面退费 2 元，并保证晚饭时间延迟 1 小时。还别说，伙食在短短的两周内，确实有了改观，虽说还做不到物美价廉，患者也是相当地满意了。

但院方却在印象中，将这视为一起搅乱医院安定的不良事件，而始作俑者自然直指陆大夫。连营养室的人都放出狠话："她要住院，我们还不伺候呢！"瞧，无形中不知不觉她得罪了医院的上上下下。其实，她可真冤，一生从没有将心思花在吃上，更谈不上讲究了！钱呢，也很少计较。只是觉得医院的营养室，这样克扣患者的伙食，大赚昧心钱，太不地道了。她吃不下这碗面，必须一吐为快！

"她不是为了那区区的找回来的两块钱！"有人替她抱打不平地说："她曾经特意打电话到医院后勤，郑重提醒道：医院南门的两侧铁栅栏圈起来的小院里，有两颗春天开满紫花的玉兰树，现在四周长满了杂草，有路人丢弃的烟头、塑料袋，还有一只空水果篮……整个变成了一个小垃圾站……"她建议要尽快打扫，还叮嘱不要讲是她提的。她打这个电话时，已从医院退休了 10 年了，但医院每天进进出出的有上千人次，从没有人就此事提出意见！但这声音太弱小了。

谁也没有从陆大夫的嘴里，听见她说对自己说过的话、做过的事情后悔，更不要说考虑有什么严重的后果了。如果说她依然有着一颗童心，这是褒义，但也有不少人认为这是老年痴呆的前兆！

　　陆大夫日子里清醒时经历着令她费解的事，很久以来，夜间会做奇怪的噩梦，而且这些噩梦是重复的，但有时场景会有变换，就像当今播放的、冗长的、永远无法结束的电视剧一样。住进急诊室后，有时白天也会有梦，她觉得自己并没有入睡，还能分辨出鼻导管插在鼻孔里、气流进入身体里的异样……但她也着实地感到阵阵的精神恍惚，有一种犹如隔世的感觉……

　　常常是从同一镜头开始，就像电视剧开头的片花一样，是一扇破败的大门，斑驳的红漆门板，梦是有颜色的。在她的梦中，红色似乎显得更清楚，门可大可小，不是静止不动的，而是像由于拉动镜头产生的距离；门楣正中赘着海碗大小的蜂巢，还不断地在向外膨胀，群蜂从蜂房里爬出来，钻进去，它们在到空中以后，身体随着翅膀的煽动，而渐渐地大起来，还不断地发出刺耳的嗡嗡声。她有时是在大门里，伺机想冲出去——其实她本意并不想去触动它们和它们发生冲突，可它们要将大门都封住了……她总不能爬出去吧！

　　她奋不顾身地用手边拣到的棍子，去捅那逐渐胀大起来的蜂房，一棍子击中了，顷刻间仿佛像滚烫的油锅中，泼进了凉水一样，立即炸开了，油珠、水滴、燃气向她袭过来，她反射性地闭上了眼睛。但是，从蜂房里猛冲出来的蜂，像群发的子弹，又像万只蓄势待发的箭，将她包围了，蜂狠狠地叮蜇着她，令她疼痛难忍，必须睁开眼睛，要找到夺命之路。但她觉得再睁开眼睛有些困难，用手一摸，上眼皮被蜂蜇了一个大包，迅速扩大，将右眼封住了。她急忙用手护住了左眼，本来腿脚就不利索，若成了双眼瞎，那后果不堪设想，只有束手就擒、坐以待毙。

　　她的最可能摆脱折磨的办法恐怕是舞动着双手，以最快的速度移动双腿……她发现群蜂的"嗡嗡"声越来越响，而且它们的脸也渐渐地幻化成自己熟悉的面孔……它们都是"人蜂"。"嗡嗡"的声音也渐渐地变成可以分辨清楚的语言：

"让她长记性，少管闲事，电话打长了她也有意见！"她能辨别出了这是一张叫不出名字的歪扭的脸。

至今她也不能苟同这种看法，本来医院公用的电话就十分紧张，却长期被工作人员占着，并不是在谈正事。她不只一次地向当事人和护士长提意见，回答十分一致，仿佛事先已经开过会，统一口径：让患者自备手机！可并不是每个人都有手机，不会用手机的也大有人在，再说了外线非常不容易打进来。难得像股市上打新股一样，只是见缝插针好容易接通了，他们常常简单粗鲁地应付对方，甚至不回答，挂断了，自己再拨号。但这些外线电话多是咨询疾病的，是与住院的患者有关、应该认真对待的！

"我们在病房的浴室洗澡，你也要提意见！即使家属来洗，大家都在这儿工作了这么多年，沾这点儿光算什么?!"一个护士愤愤不平地说。

陆大夫反驳道："职工有专用的浴室，患者在病房洗澡十分困难，病房的浴室都成了病房职工专用的，甚至亲属、朋友都可以带来，这是鸠占鹊巢！"

梦不仅有色彩还有声音，有时她竟当真而与对方展开激烈的辩论。因为不仅音量高，语速亦快，嘴干得张不开口，舌头像卡着的栓一样，动弹不得，她挣扎、扭动、拼搏……独处时，最终她会警醒，在急诊室因为她的含糊不清的喊声，会有人叫醒她。回到现实生活中来，她会觉得呼吸急促、气憋，心狂跳。愤懑、不平的心境并未平静下来，有些往事，像被推倒的多米诺骨牌一样，摊放在她的面前……

一位因欠住院费被劝自动出院的老患者，家属同意先将老人接出去，他们去出院处进行交涉。正在此时，患者突然嚷三天没大便，需要一支开塞露。值班护士讲，患者住院的长期、短期医嘱都拿到出院处进行结算，患者再要药，药钱没有地方出，再说了，本来就欠着钱呢，病房负担不了。老人因为大便憋得呻吟不已，病房"秉公执法，铁面无私"，两者僵持不下。

陆大夫掏钱买了一只，总算缓解了这场僵局，但病房并不买她的账！对她的谴责声不绝于耳——

"真有那么大的经济实力吗？有能力将患者的欠款全掏出来……"

"打乱了病房的制度……"

……

陆大夫的头脑里又像开动了搅拌机一样，飞速地旋转起来，她看不到病房的门……

水长东　后记

当今，"看病难""看病贵"已成为亟待解决的事关民生的热点问题。我既是观察者，也是体验者，因为至今我仍在临床工作着。本部文集中的文章多以"医乃仁术""医者仁心"作为基本出发点，不是空洞说教，而是辅以生动的实例来进行阐述。我希望将自己切身的体会、看法、观点写出来，如果这么做能为加强医患间的了解，提供一些令人信服的实事、资料，我就没有白做工！

继《冰底水》之后，将发表过的和没有发表过的散文、随笔等搜集起来，按时间前后排序，成为此集。应该说写作从少年时的业余爱好开始，时至今日已成了一种习惯，也可以讲是生命活动难以割舍的部分。身边，尤其是从医的过程中发生的事情，常常会令我一次又一次拿起笔。这里的文章与《冰底水》中的文章没有重复；有2篇短篇小说，均发表过，内容是与医生有关的，因此收入。"冰底水"一词源于杜牧的《汴河阻冻》的诗句："浮生恰似冰底水，日夜东流人不知。""水长东"则取自南唐李煜的《相见欢》中"自是人生长恨水长东"。诗中将人喻为宇宙长河中的水滴，瞬间即逝。我想，一句"愿君珍惜"是对这句诗最动人的理解了。

最后应该提及的是：北大医院、北京大学医学部和出版社的同志们，为出版此书曾给予我诸多无私的支持、关怀、帮助，我对大家表示衷心的感谢！

李惠薪

2015.5.1　一稿

2016.7.8　修稿

水长东——一名医生的行医生涯感悟

责任编辑：高　瑾　武翔靓
封面设计：锋尚设计

水长东

ISBN 978-7-5659-1519-2

9 787565 915192 >

定价: 30.00 元